LE
DIABÈTE PANCRÉATIQUE

EXPÉRIMENTATION, CLINIQUE, ANATOMIE PATHOLOGIQUE

PAR

LE Dr J. THIROLOIX

INTERNE MÉDAILLE D'OR DES HOPITAUX

MEMBRE DE LA SOCIÉTÉ ANATOMIQUE

Planches et Graphiques hors texte

PARIS

G. MASSON, ÉDITEUR

LIBRAIRE DE L'ACADÉMIE DE MÉDECINE

120, BOULEVARD SAINT-GERMAIN, 120

—

1892

LE

DIABÈTE PANCRÉATIQUE

LE

DIABÈTE PANCRÉATIQUE

EXPÉRIMENTATION, CLINIQUE, ANATOMIE PATHOLOGIQUE

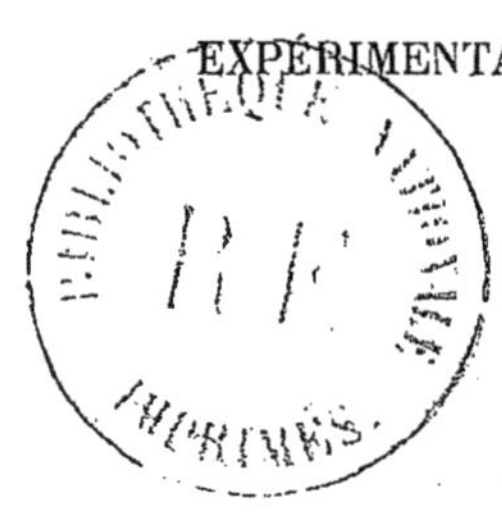

PAR

LE Dr J. THIROLOIX

INTERNE MÉDAILLE D'OR DES HOPITAUX

MEMBRE DE LA SOCIÉTÉ ANATOMIQUE

Planches et Graphiques hors texte

PARIS

G. MASSON, ÉDITEUR

LIBRAIRE DE L'ACADÉMIE DE MÉDECINE

120, BOULEVARD SAINT-GERMAIN, 120

1892

LE DIABÈTE PANCRÉATIQUE

CONSIDÉRATIONS GÉNÉRALES

Ce travail, composé presque uniquement d'expériences personnelles (sur plus de 100 chiens), toutes indiquées par les enseignements de la clinique et de l'anatomie pathologique, est l'exposé des recherches que nous avons faites sur le diabète pancréatique dans le laboratoire de notre excellent Maître M. Lancereaux[1] à l'Hôtel-Dieu, pendant le cours de cette année 1891.

Avant de commencer ces recherches, les résultats fournis par la clinique, et les examens nécropsiques dans le diabète maigre et les diverses lésions pancréatiques, l'étude comparative des autres formes du diabète sucré nous avait amené à nous demander : la sclérose pancréatique, lésion le plus fréquemment signalée, est-elle le substratum anatomique d'une entité morbide, qui se révèle par tout le cortège symptomatique habituel du diabète sucré à marche rapide, ou bien n'est-elle que l'occasion de l'apparition du grand syndrôme diabétique, toujours commandé par un désordre du système nerveux ?

L'existence d'un diabète grave, comme cela a été formelle-

1. Nous ne saurions trop remercier ce cher Maître qui nous a ouvert si libéralement son laboratoire, et nos amis si dévoués Lefrançois, Maurice Voyle et Ollivier auxquels nous devons d'avoir pu mener à bonne fin ce travail.

ment établi par M. Lancereaux [1], coïncidant avec une destruction plus ou moins complète du pancréas, est aujourd'hui un fait acquis, indéniable. Il ne peut être question d'association fortuite; mais pour que ce désordre anatomique puisse être considéré comme la cause directe de cette affection, il faut que, invariablement, le diabète suive sa formation, et qu'inversement, à l'autopsie des diabétiques maigres, on constate une destruction pancréatique.

Les faits de lésions pancréatiques totales sans diabète [2] et les observations de diabète maigre sans lésion pancréatique avec altération solaire [3] se multiplient. — De plus, si on analyse avec soin les observations de diabète maigre, on est frappé de la fréquence des phénomènes nerveux présentés par les malades, surtout dans le domaine du plexus solaire, des pneumogastriques et du bulbe. L'autopsie révèle parfois des lésions nerveuses [4]. — L'influence inconstante des altérations pancréatiques conduit

1. E. Lancereaux, Notes et réflexions à propos de deux cas de diabète sucré avec altération du pancréas (*Bull. Acad. méd.*, 2e série, t. VI, 1877. — *Union méd.* 1880. — *Bull. Acad. Méd.*, 1888, 2e série, XIX). — Division des diabètes (*Bull. méd.*, 1890, IV). — Diabètes pancréatiques (*Cliniques*, 1890-1891). (Avant M. Lancereaux, plusieurs observateurs avaient constaté chez des diabétiques des lésions pancréatiques, mais n'avaient pas *affirmé* que ce désordre anatomique commandait une *forme* de diabète. Ils sont tous cités par MM. Lapierre, Orth et Giorgi.)

2. Pott, *Deutch. Zeitch. f. Prak. med.*, 1878 (Dégénérescence cancéreuse totale du pancréas. Pas de sucre). — Bruzelius Och Axel Key (Cancer alvéolaire total, pas de sucre, 1877.) — Litten. Trois cas de dégénérescence cancéreuse totale du pancréas. Pas de sucre. (*Charité Annalen*, 1880.)

3. Mollard, *Soc. Sc. méd. de Lyon*, janvier 1891, p. 238. (Diabète maigre, absence de sclérose constatée par M. Rénaut.) — Auscher. Voir Observ. III de ce mémoire.

4. Munk, Atrophie du pancréas. — Atrophie du ganglion solaire. — Seegen, Diabète maigre, ganglion du plexus solaire, petit, flétri, et manifestement grisâtre. (*Der Diabetes mellitus.* Berlin, 1875, p. 321.) — Jaccoud, *Cliniques de la Pitié*, 1884-1885, p. 160 : Pigmentation addisonienne et glycosurie. (Epithéliome stomacal, ganglions péri-pancréatiques comprimant les nerfs voisins, pancréas normal.) — Bouisson, *Soc. Anat.*, no 1, 1890. (Pneumogastriques enserrés dans les ganglions du médiastin, pancréas volume normal, lithiase). — Richer, *Bull. Soc. Anat.*, 1878, p. 488. (Epithéliome stomacal et glycosurie, pancréas volumineux, dur, ganglions solaires du grand sympathique englobés dans des masses ganglionnaires volumineuses et dures.) — Lancereaux, *Bull. de l'Acad. de Méd.*, 1877, 2e série, t. VI, p. 121. (Ganglions du plexus solaire durs, volumineux.) — Recklinghausen, *Arch. für pathologische Anatomie et Physiologie*, t. XXX, 1864, p. 340. (Plexus solaire dur, blanchâtre.)

donc à penser que cette influence est indirecte, et qu'entre la lésion pancréatique, cause fixe, et le diabète, effet variable, il doit exister un intermédiaire également variable, qui ne peut être qu'une action nerveuse : la variabilité inhérente à ces actions, comme le fait observer M. le professeur Jaccoud[1], peut seule expliquer l'inconstance de l'effet avec une cause immuable. Ce ne serait donc pas la suppression de la fonction pancréatique qui produirait le diabète, mais le retentissement exercé par l'altération pancréatique sur les filets nerveux intra et extra pancréatiques, les ganglions et plexus solaires, puis le système nerveux central. — L'expérimentation sur le pancréas ne fait que confirmer ces vues. — Elle a, en effet, donné entre les mains d'hommes très distingués des résultats si variables, qu'ils étonnent, stupéfient. Leurs conclusions sont si différentes qu'on est porté, au premier abord, à se demander s'ils ont observé dans les mêmes conditions. Pour les uns, l'ablation totale produit toujours le diabète maigre; pour les autres, l'effet est variable, inconstant. — En admettant l'altération nerveuse comme intermédiaire obligé, nous verrons qu'il est possible d'expliquer ces faits.

On voit à quelle déduction nous avaient amené les observations cliniques, les résultats des nécropsies et les faits expérimentaux antérieurs. Nous avons alors institué, disposé à nous incliner devant les résultats, un grand nombre d'expériences que nous avons divisées, pour en rendre l'exposé plus facile, en 4 séries :

Dans une première série, nous avons produit des atrophies que nous pouvons appeler totales. — Toutes les injections essayées jusqu'aujourd'hui nous ayant paru insuffisantes pour aboutir à ce résultat, nous avons employé le charbon et le bitume de Judée qui nous ont permis de supprimer toute la glande.

Les animaux n'ont jamais été glycosuriques.

Dans une deuxième série, nous sectionnons ces moignons de pancréas et, chaque fois, nous amenons une glycosurie, des phénomènes diabétiques, passagers il est vrai, mais réels.

1. Jaccoud, *loc. cit.*

Dans une troisième série, nous sectionnons le pancréas non altéré, nous pratiquons des ablations partielles. — Nous observons des glycosuries intenses, durant quelques jours, avec polydipsie et polyphagie, amaigrissement extrême.

Dans une quatrième série enfin, nous enlevons **la presque totalité** du pancréas. — *Le diabète se produit d'une façon constante* et à l'autopsie des animaux, nous trouvons des lésions du système solaire. (Voir expérience 33.)

Mais après cette ablation que de variations dans l'apparition, la marche de cette glycosurie; en effet, elle a manqué plusieurs jours, puis s'est installée définitivement. — Enfin, au cours de diabètes maigres expérimentaux, nous avons observé non seulement la disparition du sucre pendant quelques jours, mais encore une *atténuation* remarquable des phénomènes diabétiques. Il se faisait une pause, pendant laquelle l'état de santé semblait exister. — Les plaies se cicatrisaient, l'amaigrissement s'arrêtait, la polyurie, la polyphagie, l'azoturie s'effaçaient, mais bientôt tout le complexus pathologique réapparaissait et persistait jusqu'à la mort.

Dans nos expériences, notre principal but a été d'obtenir, ce qui certainement a lieu chez l'homme, une destruction lente du pancréas, afin de suivre l'apparition et la marche des troubles fonctionnels que cette lésion occasionnait.

Chez l'homme, les cellules pancréatiques meurent-elles donc subitement et en totalité?

On ne saurait, dans l'étude d'une maladie comme le diabète, oublier ces phrases de Cl. Bernard : « La maladie ne tue jamais « nos organes du premier coup; elle les altère d'abord, et ce « n'est qu'après une longue série de transformations morbides « que la mort survient comme dernier terme de cette dislocation « successive. — Il ne suffit donc pas, pour bien comprendre un « phénomène morbide, de léser un organe ou de l'extirper, et « de constater ensuite ce qui survient au sein de l'économie « après cette mutilation, mais il faut suivre pas à pas l'apparition « et la marche des *troubles fonctionnels*, en étudiant parallèle- « ment les *transformations* que subit l'appareil avant de parvenir

« à une désorganisation complète. C'est seulement alors qu'on « peut se flatter d'avoir pris la nature sur le fait. »

Aucune des théories proposées jusqu'aujourd'hui ne nous paraît suffisante pour expliquer l'ensemble symptomatique qui suit les lésions pancréatiques expérimentales. — En nous appuyant sur l'étude du diabète chez l'homme, sur l'étude de ses variétés nerveuses et constitutionnelles, nous croyons pouvoir considérer le diabète expérimental provoqué par *l'ablation presque totale*, non comme l'effet de la suppression d'une fonction *spéciale* du pancréas, mais comme l'expression d'une altération secondaire des fonctions glycogéniques et nutritives.

L'excitation périphérique, retentissant sur *le bulbe*, amène des troubles non seulement dans les foyers de production du glycogène, foie, muscles, canal intestinal, mais dans tout l'individu.

En résumé, pour nous, les grandes variétés de diabète établies par notre Maître, M. Lancereaux, sont toutes « fonction d'une altération du système nerveux central ». Le diabète arthritique, herpétique ou mieux constitutionnel, le diabète nerveux doivent au terrain sur lequel ils évoluent, à leur point de départ, leur longue durée, leur faible retentissement sur l'état général. — Le diabète pancréatique, au contraire, doit sa courte évolution, ses phénomènes si spéciaux de dénutrition si rapide, malgré une suralimentation, à l'altération du système nerveux abdominal qui tient sous sa dépendance toutes les fonctions qui président aux recettes de l'économie.

PREMIÈRE PARTIE

HISTOIRE. — CRITIQUE

PREMIÈRE PARTIE

HISTOIRE. — CRITIQUE

Toutes les expériences faites jusqu'en 1889 pour élucider la question du rapport « des lésions du pancréas avec le diabète » sont imparfaites, contradictoires ; aussi croyons-nous devoir ne faire partir notre historique que du travail fondamental de MM. von Mering et Minkowski [1]. D'ailleurs ces derniers auteurs ont fait un exposé magistral de l'histoire des faits expérimentaux publiés avant eux.

Nous croyons que ce chapitre ainsi dégagé d'une multitude de faits disparates, mal observés (observations dissemblables, — urines non examinées [2]), ne fera que gagner en clarté.

Chemin faisant, lorsque nous exposerons nos résultats, nous

1. Von Mering et Minkowski, 62e Congrès des médecins allemands. (Heidelberg, 1889. *Berliner Klin. Wosch.*, 1898, n° 8, p. 167). — *Arch. für experiment. pathologie.* Bd XXVI, p. 371-387, 1889-1890. Diabète sucré consécutif à l'extirpation du pancréas. Indiqué dans *Centralblatt für Klin. med.*, n° 23, p. 414, 1890. — *Centralbatt für med. Wisench.*, n° 27, 1890. — Diabetes mellitus nach total Pankreas extirpation. *Soc. de méd. de Strasbourg*, 17 mai 1889. (*Berliner klinische Wochenschrift*, 28 février 1890.)

2. Haller, cité par Langereaux, *Union méd.*, 1880. — Brunner, Experimenta nova circa pancreas, 1683. *Miscellanea nat. curios.*, déc. II, 1688. (Ablations partielles.) — Klebs et Munck, *Tageblatt der 43 Versammlung deutscher Naturforscher und Aerzte in Innsbruck*, 1869. — Finkler, *Verhandlungen des Congress für innere Medicin.* Wiesbaden, 1886, p. 172. (Extirpation, pas de glycosurie.) — Senn, *Volkmann's Sammlung Klinischer Vorträge*, p. 313-314. Leipzig, 1888. (Extirpation; pas de glycosurie.) — Martinotti, Sulla estirpazione del pancreas (*Giorn. del R. Accad. di medicina dei Torino*, 1888, p. 348). Sui fenomeni consecutivi alli estirpazione totale et parziale del pancreas (*Ibid.*, p. 383). *Bull. méd.*, 1888, p. 1714. (Au-

les comparerons à ceux qu'ont obtenus nos devanciers. Une quantité de faits qui, par les recherches scientifiques modernes, sont reconnus mal interprétés, sont, à chaque instant, repris et exposés longuement. Nous ne voulons pas tomber dans ce travers. Il est parfaitement établi, par exemple, *aujourd'hui*, que l'atrophie simple du pancréas, consécutive à la ligature des canaux pancréatiques, n'amène pas le diabète (Cl. Bernard, Pawlow, Arnozan et Vaillard, Hédon, Gley); pourquoi alors s'attarder à discuter le rôle du suc pancréatique dans la production d'une forme, d'une variété de diabète? Notre exposé sera plus court, moins scientifique d'apparence, mais atteindra le but que nous visons : apporter des documents pour élucider ce point de pathologie spéciale, la genèse du diabète envisagé d'une façon générale.

Les expériences de Cl. Bernard doivent-elles être regardées comme l'assise fondamentale sur laquelle on puisse fonder une théorie générale du diabète? Des irritations, des excitations périphériques ou centrales du centre glycogénique, du centre de la nutrition, conditionneraient l'apparition du diabète, et il y aurait, considérant le point de départ de l'excitation, des diabètes *périphériques*, dont le diabète solaire que nous envisageons dans cette étude serait le plus important, et des diabètes centraux.

En 1889, MM. von Mering et Minkowski instituèrent des expériences pour répondre à cette question si peu élucidée avant eux : quel est le sens de la fonction du pancréas? — Ils furent amenés à la conclusion suivante : après l'extirpation totale du pancréas, les chiens deviennent diabétiques. — Il ne s'agit pas d'une glycosurie passagère, mais d'un véritable diabète sucré persistant, qui, sous tous les rapports, rappelle la forme la plus grave de cette maladie chez l'homme. La glycosurie n'a manqué

cun trouble de la santé.) — Cl. Bernard, *Leç. de physiol. expér.*, t. II, p. 1876. (Opération impossible, *Mém. sur le pancréas.*) — Bérard et Colin, *Mém. à l'Acad. de Méd.*, 1854, p. 861, 1856, p. 95-96. — Klebs et Munk, 43e Congrès des natural. allemands, 1869. (Mort presque immédiate des chiens opérés.) — Bouchardat et Sandras. Nouveau mémoire sur la glycosurie ou diabète sucré. *De la glycosurie ou du diabète sucré.* Paris, 1875, p. 108.

que chez les animaux qui succombaient immédiatement aux suites de l'opération.

D'abord faible et non dosable, elle devenait maximale au bout de 24 à 48 heures, et s'élevait alors de 5 à 11 p. 100, avant même que les chiens aient reçu une alimentation quelconque. Après 7 jours d'inanition, il y avait encore du sucre dans l'urine; après un jeûne plus prolongé, la glycosurie allait en diminuant. Chez les chiens suralimentés, la glycosurie se montrait d'une façon continuelle à un chiffre élevé. Ainsi, un chien pesant 8 kilogrammes, nourri de pain et de viande, élimina pendant quelque temps 70 à 80 gr. de sucre par jour. Ce sucre éliminé était une glycose fermentescible et dextrogyre. Le polarimètre et la liqueur de Fehling permirent d'affirmer qu'il n'y avait qu'une quantité, à peine appréciable, d'autres espèces de sucre.

Outre la glycosurie permanente, les animaux opérés ont présenté tous les autres phénomènes qui constituent l'appareil symptomatique de la forme grave du diabète sucré de l'homme. Ils avaient une voracité et une soif extrêmes, se précipitaient sur la nourriture qu'on leur présentait, alors même qu'ils venaient d'être abondamment alimentés. La soif était inextinguible; très souvent ils mangeaient leurs propres excréments, encore très riches en aliments non digérés. La polyurie, très accusée, correspondait à la quantité d'eau ingérée. Ainsi, un chien pesant 7 kil. émettait par jour 1 000 et 1 200 gr. d'urine; un autre pesant 10 kil., 1 600 à 1 700 gr. Quand on limitait la quantité d'eau, on faisait nécessairement baisser le taux urinaire. Malgré l'absorption d'une nourriture abondante, même, les animaux présentaient un amaigrissement extraordinairement rapide et perdaient leurs forces.

Au bout de trois semaines, la faiblesse musculaire était telle qu'ils ne pouvaient plus marcher. — L'urine contenait, d'une façon précoce ou tardive, des quantités variables d'acétone, d'acide acétique, d'acide butyrique et oxybutyrique, toutes substances qu'on trouve si fréquemment dans l'urine dans les cas graves de diabète sucré. — Généralement on peut, dès les premiers jours, mettre en évidence l'acétone, soit par distillation, soit par les réactions de Lieben et Legal.

La quantité de sucre contenu dans le sang fut toujours à un chiffre élevé. Dans un cas, elle fut, six jours après l'opération, de 0,3 p. 100, avec une glycosurie de 7,1 p. 100 ; dans un autre cas, au 27e jour, elle fut de 0,46 p. 100, avec une glycosurie de 7,5 p. 100. — La capacité des organes ou glycogène disparut rapidement ; chez le premier des animaux mentionné plus haut, animal sacrifié au sixième jour et qui avait été nourri de viande et de lait, le foie ne contenait plus de glycogène ; les muscles en contenaient encore 0,248 p. 100. Chez le chien sacrifié au 27e jour et soumis à la même alimentation, on ne peut trouver que des traces de glycogène, dans les muscles comme dans le foie. Le diabète dura jusqu'à la mort des animaux opérés. La plus grande partie succomba dans le courant de la première semaine, soit à la suite d'une nécrose du duodénum, soit à la suite d'une péritonite ayant pour point de départ la plaie abdominale mal cicatrisée. Deux fois on observa l'éventration, trois fois l'invagination intestinale. La *survie* la plus longue fut de *4 semaines*. Les autopsies permirent de constater l'absence totale de pancréas ; les autres organes, à part le foie, étaient d'apparence normale. Ce dernier organe était très gras ; il contenait 30 à 40 gr. p. 100 de graisse dans toute sa substance, à l'état frais.

Mering et Minkowski, après l'exposé de leurs résultats opératoires, se demandent si le diabète consécutif à l'extirpation totale du pancréas est bien la conséquence directe de l'abolition de sa fonction ? D'autres lésions produites par l'intervention ne pouvaient-elles pas amener le diabète sucré ? Pour eux, la lésion du plexus solaire, invoquée par Klebs et Munk, doit être écarté ; considérant, *ipso facto*, comme arguments irréfutables la nature de l'opération, qui n'est qu'une *énucléation* du pancréas hors de sa gaîne péritonéale, et l'intégrité du plexus solaire constatée à l'autopsie. Pour appuyer leurs conclusions, ces physiologistes instituèrent des expériences et établirent que le diabète n'apparaît jamais si le pancréas séparé du duodénum ou des feuillets péritonéaux est conservé dans la cavité abdominale. Dans une première expérience, ils enlèvent toute la partie du mésentère située au devant du pancréas, et cet organe ne resta en rapport qu'avec le duodénum. Le chien n'eut pas de diabète. Dans deux autres cas, après ligature double des canaux excréteurs du pancréas, ils séparent l'organe du duodénum, ne le laissant plus en rapport qu'avec le mésentère : *les animaux n'eurent pas de diabète.* L'un d'eux fut sacrifié au bout de six semaines : la glande était dans un état d'atrophie assez avancé. L'autre fut épargné ; sa nutrition ne fut pas troublée, et sa santé resta excellente.

Mering et Minkowski, dans leurs extirpations partielles, n'ont jamais obtenu de diabète. A chaque animal, ces opérateurs enlevaient une partie différente du pancréas. Or, *jamais, disent-ils, il n'y eut trace de glycosurie.* Si l'on voulait provoquer le diabète, il fallait compléter l'extirpation chez le même chien. A l'appui de leur affirmation (et, disons-le en passant, c'est cette affirmation qui la première nous frappa au début de nos expériences), ils décrivent les opérations suivantes : Une chienne du poids de 7 kil. 500 gr. à laquelle on réséqua toute la glande pancréatique, sauf la tête, n'eut aucun trouble de la nutrition, pas de glycosurie. L'ablation complète, vingt jours après la première intervention, fut suivie de tout le cortège habituel du diabète consomptif. Sur un autre chien, du poids de 13 kilogrammes, on fit l'exérèse de toute la tête pancréatique, de façon à laisser les extrémités duodénale et splénique intactes : pas plus que dans la première expérience, le sucre n'apparut. L'ablation des deux portions de la glande, faite dans une deuxième opération, produisit un diabète persistant. Deux autres chiens subirent des opérations semblables, sans que jamais l'urine fût glycosurique.

La ligature des canaux pancréatiques, ligature qui, ainsi que l'avait montré Heidenham, cause l'atrophie de cette glande, n'amène jamais le diabète sucré. D'ailleurs Pawlow avait démontré que les fonctions du pancréas persistent, même avec une atrophie assez avancée ; chez un lapin, 30 jours après la ligature des canaux, il réussit à recueillir un suc complètement normal.

Mering et Minkowski, après avoir rappelé ce fait, ajoutent :

« Il est possible que le diabète sucré *finisse par survenir*, si l'expérience dure assez longtemps pour que l'*atrophie, devenant totale*, corresponde à l'extirpation totale[1] ». — Pour ces physiologistes donc, l'extirpation totale du pancréas est bien la cause directe du diabète sucré, mais par quel mécanisme? Ce n'est certainement pas l'absence du suc pancréatique dans l'intestin : les résultats fournis par les ligatures des canaux excréteurs, l'apparition de la glycosurie, alors même que l'intestin est vide d'aliments, démontrent suffisamment le fait.

L'extirpation totale amène un trouble profond dans les échanges nutritifs qui se font dans l'intimité des tissus. Quelle est la nature de ce trouble?

Ou bien il s'accumule dans l'organisme une *substance anormale*, ou bien une fonction normale fait défaut. Dans la première hypothèse, il se forme un corps agissant comme ferment ou comme toxique, et c'est la rétention de ce corps qui produit la glycosurie ; dans la deuxième, il existe une fonction pancréatique qui règle l'emploi du sucre dans l'organisme et dont la suppression cause le diabète sucré.

L'expérience suivante juge la première hypothèse : On fait passer directement le sang de l'artère crurale d'un chien qui, 26 jours après l'opération, présentait 7,5 de glycose dans l'urine, dans la veine crurale d'un chien plus petit : ce dernier n'eut même pas de glycosurie passagère. Cette expérience ne permet aucune conclusion, car le second chien avait un pancréas normal; la substance active introduite par la transfusion pouvait être aussitôt détruite.

La ligature des canaux excréteurs, l'extirpation de toute la partie du pancréas située autour de ces canaux prouvent de leur côté que le diabète ne résulte pas de la rétention d'une substance quelconque qui, normalement, s'élimine par l'intestin.

Le diabète consécutif à l'extirpation totale ne peut donc résulter que de l'*absence d'une fonction* nécessaire à la consommation du sucre dans l'organisme. Il s'agit là d'*une fonction spéciale*,

1. On verra dans notre chapitre *Injections* que cette équation : « Diabète sucré : extirpation totale : : diabète sucré : atrophie totale, n'est pas exacte. »

encore inconnue. Quelle est la nature de cette fonction spéciale? Appartient-elle uniquement au pancréas? La *glycose* introduite dans les aliments étant *éliminée* rapidement et en *totalité* par les urines, il est logique d'admettre que c'est là une propriété spécifique de cet organe.

L'amidon soluble et la dextrine augmentent l'élimination de la glycose sans qu'il y ait trace d'autres espèces de sucre. Le diabète n'est pas la seule conséquence de l'extirpation totale du pancréas. Cette opération exerce une grande influence sur la résorption de la graisse et sur l'usure de l'albumine dans l'intestin. Ainsi, les chiens privés de pancréas éliminent dans les fèces une grande quantité de graisse non digérée. Les nombreuses fibres musculaires trouvées dans les fèces prouvent que la digestion intestinale de l'albumine est très entravée.

Ces travaux permettent de fonder une théorie qui semble inébranlable. — Les résultats fondamentaux qui l'établissent sont l'absence de glycosurie en cas de ligature des canaux et résections partielles, et la *nécessité* d'enlever la *totalité* de la glande pour obtenir et la glycosurie et un *diabète* vrai, un diabète permanent. S'il reste une parcelle de *glande*, le sucre ne passe pas dans les urines, et, à part les troubles digestifs, qui tiennent à ce que le suc pancréatique n'arrive plus dans l'intestin, l'animal n'est pas malade.

Aucune autre lésion vasculaire ou nerveuse déterminée pendant les opérations ne peut être invoquée, car la séparation complète du pancréas du duodénum, opération qui ne peut être réalisée sans déchirer ou lier des filets nerveux émanés du plexus solaire, n'est pas suivie du diabète. Ce fragment minime, négligeable pour ainsi dire, si on considère le volume total de la glande, supplée fonctionnellement la glande entière. Par cette fonction, le pancréas se rapproche complètement du corps thyroïde, car la moindre partie de cet organe laissée en place empêche l'apparition de la cachexie strumiprive.

La glande pancréatique se comporte comme une glande qu'avec Brown-Sequard on peut appeler glande à sécrétion interne; elle verse dans le torrent circulatoire les veines servant de canaux excréteurs des produits qui assurent et ménagent la consommation du sucre dans l'organisme. Cette consommation de sucre après l'extirpation totale du pancréas est complètement abolie, car tout le sucre introduit dans le tube digestif est éliminé. Le déterminisme du diabète pancréatique expérimental était ainsi nettement formulé. Les expériences entreprises par les auteurs qui vont suivre appuient, corroborent et développent les conclusions des physiologistes de Strasbourg. Toutefois, il ne nous sera pas difficile de détacher dans les résultats qu'ils ont obtenus une multitude de faits qui ébranlent et rendent moins probants les résultats qu'ils ont annoncés.

Nicolas de Dominicis[1], dans ses recherches faites à peu près en même temps que celles de Von Mering et Minkowski sur les effets de l'extirpation totale du pancréas pour la digestion et l'économie générale, a obtenu les résultats suivants : les opérés se sont vite rétablis et ont mangé dès le second ou le troisième jour après l'opération, quelques-uns même le premier jour ! ! Plusieurs animaux dépancréatés ont survécu jusqu'à huit mois après la dépancréatectomie. *Sur 34 animaux opérés, 21 ont eu de la glycosurie, tandis que chez les autres on ne l'a jamais observée.* — Les premiers cependant, de même que les seconds, ont eu indistinctement tous les autres phénomènes du diabète, c'est-à-dire amaigrissement fort et progressif, polyphagie, polyurie, polydipsie, augmentation de l'urée et des phosphates dans les urines, dermatoses différentes, perte de poids, etc.

L'époque de l'apparition du sucre dans les urines n'a pas été la même chez tous les animaux. Chez 8 chiens, le sucre a été trouvé dans les premières urines émises après l'opération, ce qui ordinairement a lieu après 24 heures ; chez les autres, seulement le deuxième, troisième, quatrième et cinquième jour, alors que le premier jour en était dépourvu. Chez un de ces animaux, la glycosurie n'est apparue que le vingt-huitième jour. Chez deux chiens, l'ablation concomitante de la rate a été parfaitement supportée. — La diète carnée exclusive a fait diminuer, mais n'a

1. De Dominicis, *Gaz. Heb. Méd. et Chirurg.*, 1890, p. 605. — De Dominicis, *Noch einmal über Diab. pancr.* (*Münch. med. Woch.*, n° 41, 1891).

pas supprimé la glycosurie, qui, chez quelques animaux a été relativement forte. Aucune de toutes les substances conseillées et prônées pour arrêter la glycosurie n'a donné des effets satisfaisants. — Le foie présentait de profondes altérations coexistant, soit en dégénérescence graisseuse, soit en atrophie simple ou pigmentaire isolées ou réunies, mais toujours très intenses et diffuses. Ces mêmes lésions s'observaient aussi chez les animaux non glycosuriques.

Le ganglion cœliaque et les nerfs splanchniques se montraient normaux, tandis que les faisceaux croisés pyramidaux de la moelle épinière, dans le renflement cervical, présentaient ce qu'on appelle la dégénération grise. L'estomac et le duodénum, les reins, les capsules surrénales n'ont pas présenté de lésions importantes à constater.

De Dominicis, se basant sur l'altération rapide du foie, qui ressemble à celle que produit l'empoisonnement aigu par le phosphore, est amené à penser que la cause du diabète doit être une espèce d'auto-intoxication résultant des substances produites dans cette maladie par les troubles de la digestion consécutifs à l'extirpation du pancréas. Cet auteur arrive enfin à cette conclusion assez inattendue basée sur la clinique et l'expérimentation, que dans les deux formes de diabète, insipide et sucré, il existe probablement quelque grosse maladie du pancréas, confirmant, en l'étendant encore, cette opinion énoncée pour la première fois par M. Baumel (de Montpellier)[1] et Baum[2] que tout diabète est d'origine pancréatique, causé par des lésions soit microscopiques de cette glande, soit même dynamiques (action nerveuse, vasomotrice ou trophique).

M. Hédon, dans une série de mémoires[3], expose des expériences *extrêmement bien conduites*. — Il étudie d'abord le diabète sucré expérimental consécutif à l'extirpation totale du

1. Baumel, *Montpellier médical*, 1882, t. XLVIII, p. 460. — *Mercredi médical*, 1891.

2. Baum, cité par M. Lépine, *Semaine médicale*, 1890, n° 20 : « Les lésions du pancréas existent constamment dans tous les cas de diabète, au moins comme lésion microscopique. »

3. *Arch. Méd. expériment.*, 1891.

pancréas, puis, comme corollaires obligés, les effets de la suppression lente de la glande par les injections de paraffine et la glycosurie alimentaire chez les animaux dépancréatés.

Dans son premier travail, il confirme le résultat principal de Mering et Minkowski : lorsque l'extirpation a été totale, le diabète est produit dès le début; le lendemain ou le surlendemain de l'opération, il était facile de décéler la présence de glucose en quantité notable dans l'urine. Les animaux furent non seulement glycosuriques, mais azoturiques, sans qu'il y ait parallélisme complet. Ils ont présenté d'une façon remarquable les autres symptômes du diabète, polyphagie, polyurie. Malgré la grande quantité de nourriture qui leur était fournie, les animaux maïgrissaient avec une très grande rapidité. L'amaigrissement était bien dû au diabète, car chez les animaux auxquels la sécrétion pancréatique était supprimée sans qu'ils fussent diabétiques (injection de paraffine, extirpation de la tête de la glande seulement), l'amaigrissement était beaucoup moins rapide. Comme ses devanciers, M. Hédon a noté dans les urines la présence de l'acétone, de l'acide oxybutyrique. La proportion du sucre dans le sang était très élevée. Si on laisse dans l'abdomen un fragment quelconque de pancréas, même très petit, si bien qu'on serait tenté de considérer l'extirpation comme complète, le diabète n'a pas lieu. Dans l'observation qu'il donne pour corroborer le fait relaté par von Mering et Minkowski, l'animal auquel on avait laissé l'extrémité de la queue pancréatique, environ deux centimètres, en rapport avec la rate, n'eut pas de diabète : l'ablation de ce fragment induré (6 grammes) amena une glycosurie qui dura jusqu'à la mort.

On peut faire à cette expérience deux grosses objections : le chien a eu de la glycosurie dix jours après l'ablation; de plus, la portion laissée était énorme, puisque, très indurée, très sclérosée, elle pesait encore 6 grammes, c'est-à-dire au minimum le 1/5 d'une glande normale.

Une observation plus longue était donc nécessaire, d'après nous, pour conclure.

Une autre expérience (*Arch. Méd. expériment.*, 1891, p. 533) est beaucoup plus concluante, puisque le trentième du pancréas laissé dans l'abdomen a suffi à empêcher la glycosurie de se montrer.

Pour M. Hédon, la glande exerce par ses relations vasculaires une fonction de nature indéterminée. Il tend à admettre que l'hyperglycosurie n'est pas due à un défaut de destruction du sucre, qui continue à être sécrété comme à l'état normal, mais à une hyperproduction du sucre. Cette hyperglycosurie, résultant de la transformation exagérée des substances formatrices de la glycose et de la désassimilation plus active des tissus, serait due à la rétention, dans le sang ou dans quelque point de l'organisme, d'une substance nuisible (poison animal, ferment?) détruite dans le pancréas; après l'ablation de cette glande, cette substance s'accumulerait dans l'organisme et amènerait une perturbation profonde dans les échanges nutritifs au niveau des tissus. Les animaux emploieraient toutes leurs réserves alimentaires pour former du sucre.

Jusqu'ici, ces résultats confirment entièrement les observations de Mering et Minkowski. Le pancréas est bien le seul organe régulateur de la consommation du sucre dans l'économie. La supression amène la glycosurie, et toute quantité de sucre ajoutée aux aliments est immédiatement éliminée.

Les dissidences entre ces auteurs vont dès lors commencer et s'aggraver à mesure qu'on avancera. M. Hédon, en effet, à peine a-t-il posé cette conclusion, que l'extirpation du pancréas produit toujours le diabète sucré, analogue au diabète maigre ou consomptif de l'homme, qu'il donne des observations des plus intéressantes de glycosurie tardive ou intermittente. (*Arch. Méd. exp.*, 1891, n° 1, p. 58, et n° 3, p. 358.) — Déjà ainsi, il se rapproche un peu des auteurs mis à l'index par Mering et Minkowski, de Dominicis, Reali[1], etc.

L'injection de paraffine, toujours combinée à *l'extirpation de la portion verticale du pancréas* (jamais il n'a été possible de déterminer une destruction complète de la glande), n'a amené

1. Reali, *Cong. méd. intern.* Berlin, 1890.

que des troubles nutritifs passagers : polyphagie, grand amaigrissement, polyurie, azoturie et même parfois *glycosurie passagère*. La perte de poids fut très rapide; elle atteignit parfois 2 kil. en moins de quinze jours, malgré la suralimentation et grande voracité des animaux en expérience.

Certains faits observés par M. Hédon ont pour nous un intérêt capital, car, en combinant l'*extirpation partielle* aux injections, il a pu observer ce que les expérimentateurs antérieurs n'avaient pas vu : l'azoturie, la polyurie et des troubles nutritifs persistants, qui ont atteint, dans un cas, un degré d'acuité extraordinaire. Le chien sujet de l'expérience (injection de paraffine et extirpation de la portion verticale du pancréas) mourut, 60 jours environ après l'opération, dans un état cachectique avancé. L'autopsie ne donna aucun renseignement sur les causes de la dénutrition. *La portion horizontale du pancréas avait sa consistance et son volume normaux*. M. Hédon, cherchant s'il n'existait pas une relation de cause à effet entre l'opération pratiquée chez cet animal et les accidents qui ont suivi, conclut : « Je ne pense pas que l'on doive regarder comme une *cause banale de dénutrition l'opération qui a été pratiquée sur le pancréas* », mais il *attribue* la désassimilation exagérée à la lésion pancréatique déterminée par l'*injection* de paraffine dans le canal de Wirsung (*Arch. Méd. expérim.*, 1891, n° 3, p. 351-356).

Dans ses études sur l'influence de l'alimentation sucrée sur la glycosurie (*Ibid.*, n° 1, p. 526) après l'extirpation totale du pancréas, M. Hédon a remarqué que le *sucre éliminé* ne représentait *qu'une partie seulement du sucre ingéré*, car, lorsqu'on fit absorber 30 grammes de glycose, l'animal n'excréta que 12 gr. 4 de sucre. De même, quand on donnait du lait à boire à l'animal, le sucre qui se trouvait dans l'urine du lendemain ne représentait qu'une faible partie du sucre contenu dans le lait. En effet, un litre de lait de vache renfermant par exemple 40 grammes de sucre de lait pour deux litres absorbés, l'animal n'excrétait que 11 gr. 6 et 22 gr. 3 de sucre. D'où cette conclusion que, chez l'animal en expérience, les matériaux sucrés étaient en grande partie consommés, malgré l'extirpation totale du pancréas. Cette conclusion est donc en désaccord avec les résultats obtenus par Mering et Minkowski. La fonction de ménager la consommation du sucre dans l'organisme ne constitue pas une propriété spécifique du pancréas. On verra plus loin que nous avons complètement obtenu les mêmes résultats dans les mêmes conditions.

En relevant toutes les expériences qu'il avait faites jusqu'à la publication de son mémoire sur la glycosurie après l'extirpation totale du pancréas, et en analysant les courbes de glycosurie et d'azoturie qu'il avait dressées pour chacune d'elles, M. Hédon distingue deux formes à la maladie créée par l'extirpation du pancréas :

a) Une forme de diabète à marche rapide, dans laquelle l'élimination du sucre et de l'azote est excessive, et amène promptement une cachexie profonde, et la mort au bout de quinze à trente jours. La courbe de l'azoturie est parallèle à celle de la glycosurie, mais lui est inférieure, et la glycosurie est le symptôme dominant. Ces courbes présentent deux périodes assez régulières, l'une d'ascension, l'autre de descente.

b) Une forme de diabète à marche lente. L'animal ne succombe qu'au bout de plusieurs mois à la cachexie. La glycosurie est intermittente. Quand sa courbe s'abaisse, on peut voir parfois la courbe de l'azoturie s'élever beaucoup. La glycosurie peut manquer totalement pendant de longues périodes de la maladie, quand l'animal est soumis au régime azoté ; mais l'élimination de l'azote est toujours considérable, et, dans cette forme, c'est l'azoturie qui est le symptôme dominant de l'affection. Tous les symptômes diabétiques persistent malgré l'absence de la glycosurie.

M. Gley, dans une série de publications à l'Académie des Sciences et à la Société de Biologie, confirme les conclusions de Mering, Minkowski et Hédon. Le pancréas a une double fonction : il élabore des ferments digestifs et apporte au sang des produits capables de transformer les matériaux sucrés de l'organisme. Pour démontrer ce rôle de glande vasculaire sanguine, M. Gley a lié les veines pancréatiques : il obtint ainsi le passage du sucre dans les urines. Dans ce but, il lia la veine splénique à son embouchure dans la veine-porte, ainsi que toutes les veines et veinules qui communiquent avec le mésentère ou avec l'estomac, ou encore il lia toutes les veines pancréatiques à leur confluent dans la veine splénique. Trois fois sur sept expériences, il y eut glycosurie très passagère[1]. MM. Arthaud et Butte ont obtenu un résultat contraire[2]. Nous verrons que la glycosurie qui apparaît après de tels traumatismes peut reconnaître une tout autre pathogénie.

Dans d'autres expériences, M. Gley[3] tente non pas l'ablation totale, mais la destruction du pancréas par des injections de gélatine et de suif colorés par le bleu C^4 B, ou du suif coloré par le violet 5 B, après ligature du conduit accessoire de la glande. Cet artifice permet de voir si toute la glande s'injecte. Si, ce qui arrive très souvent, il reste des parties de l'organe qui ne s'injectent pas, on les détruit au thermo-cautère. Tout le pancréas se trouve ainsi annulé. La glycosurie survient toujours le lendemain de l'opération; il y avait de 25 à 30 gr. de glycose pour 1 000 chez des chiens pesant 10 à 14 kil. Cette glycosurie ne fut jamais que transitoire[4]. Le rôle du traumatisme peut-il être ici éliminé? Les animaux ont présenté de la polyphagie, de l'amaigrissement et de la perte des forces.

M. Lépine (de Lyon) ne tarda pas à confirmer l'expérience de MM. von Mering et Minkowski, dans une publication insérée dans le *Lyon Médical*, octobre 1889. Depuis, MM. Lépine et Barral[5] ont donné un grand nombre de mémoires qui tous ont pour but de déterminer la fonction spécifique du pancréas, son pou-

1. GLEY, *Soc. Biologie*, 1891.

2. ARTHAUD et BUTTE, *Soc. Biolog.*, 1er février 1890, p. 61 : « Ligatures de la presque *totalité* des veines; pas de glycosurie, ligature des branches du tronc cœliaque, glycosurie très tardive. »

3. GLEY, *Comptes-rendus Acad. des Sc.*, 6 avril 1891; *Soc. de Biologie*, avril 1891.

4. « M. GLEY n'a pas, comme on le lui fait dire à chaque instant, *produit un diabète* par injections dans les canaux pancréatiques. » (GALLOIS, *Bull. Méd.*, 1891, nº 52, 28 juin, p. 627.)

5. LÉPINE et BARRAL, *Soc. des Sc. méd. de Lyon*, 16 octobre et 9 novembre 1889, — *Acad. des Sc.*, 6 avril et 13 juin 1890, 19 janvier et 23 février 1891. — *Lyon Médical*, déc. 1889, nov. 1890, février 1891. — *Soc. de Biologie de Paris*. — *Revue Scient.*, 28 février 1891.

voir sur la combustion du sucre. Ils ont apporté dans l'édification de la théorie pancréatique du diabète un élément nouveau, « le ferment glycolytique ou ferment destructeur du sucre ». Leurs recherches complètent celles de leurs devanciers en faisant passer à l'état de fait l'hypothèse émise par Minkowski. Le point de départ des recherches de ces auteurs est un fait nettement signalé par Cl. Bernard : le sang normal abandonné à lui-même à sa sortie d'un vaisseau perd en un laps de temps donné une certaine quantité de sucre qu'il contient. Or, chez le chien normal, pour le sang artériel, cette perte de sucre, à la température de 39°, varie entre 20 et 40 p. 100 de la teneur initiale; chez le chien rendu diabétique par ablation du pancréas, la quantité de sucre détruit n'est plus que de 6 p. 100. Ce pouvoir glycolytique (cette destruction du sucre dans le sang étant appelée glycolyse) présente les mêmes variations chez l'homme. De 25 p. 100 environ chez l'homme sain, le pouvoir glycolytique tombe à 1,6 p. 100 chez l'homme diabétique.

MM. Lépine et Barral ont démontré par les expériences suivantes l'existence du ferment glycolytique[1] : Si on fait tomber goutte à goutte du sang normal dans un ballon immergé dans un bain-marie à la température de 52 degrés centigrades, et qu'on l'y laisse un certain temps, une heure par exemple, on constate qu'au bout de ce temps *une grande partie du sucre est détruite*. Qu'on procède exactement de même, mais après avoir élevé à 54°,5 la température du bain-marie, on trouvera que la destruction est *nulle*.

Dans une deuxième expérience, on centrifuge du sang normal, on lave une ou deux fois les globules déposés avec de l'eau salée, et on centrifuge de nouveau. La propriété glycolytique est beaucoup plus prononcée dans l'eau de lavage que dans le sérum lui-même. On peut ainsi laver plusieurs fois les globules avec de l'eau salée, et leur enlever chaque fois une bonne partie du ferment qu'ils renferment (ce pouvoir de glycolyse n'est pas une propriété vitale du sang, comme l'a admis M. Arnaud[2], car il

1. Voir Gley, *Rev. gén. des Sc. pures et appliquées*, n° 14, juillet 1891, p. 469.
2. *Comptes rendus Acad. des Sc.*, 26 janvier 1891.

paraît être transmissible à l'eau de lavage). C'est particulièrement dans les globules blancs qu'on a trouvé fixé le ferment, car il existe dans le chyle[1] et dans les parties du sang centrifuge qui sont les plus riches en globules blancs.

Pour MM. Lépine et Barral, le sang tiendrait du pancréas ce pouvoir glycolytique ; car chez le chien en digestion, la lymphe du canal thoracique et surtout le sang de la veine-porte[2] (qui reçoit le sang des veines pancréatiques) possèdent un pouvoir glycolytique bien supérieur à celui du sang dans la veine splénique ou du sang artériel. Tous ces faits s'accordent à prouver que ce ferment provient, *pour la plus grande part*, du pancréas, qui jouerait ainsi le rôle d'une sorte de glande vasculaire sanguine. Ce ferment circule *dans le sang vivant*[3]. Ces données permettent d'établir une pathogénie très simple dans le diabète d'origine pancréatique. Le pancréas verse normalement dans le sang et la lymphe un ferment qui détruit le sucre du sang d'une façon régulière et constante. L'ablation totale de cet organe ou sa destruction pathologique amènent la diminution ou la suppression du ferment destructeur de la glycose : d'où la glycosurie.

Contre cette théorie, on peut invoquer : la destruction du sucre, non dans le sang, mais dans les tissus, pour subvenir aux besoins du travail physiologique (Chauveau), le non-isolement du ferment glycolytique dans le tissu pancréatique même ; la persistance du pouvoir glycolytique après les ablations pancréatiques (Lépine) ; les faits de glycosurie intermittente ; l'apparition du sucre à la suite des traumas pancréatiques. — Nos animaux, à la suite d'une simple section, ont présenté une glycosurie plus persistante que dans les faits publiés par M. Lépine (*Arch. Méd. expér.*, n° 2, 1891, p. 224-226).

Enfin, disons que M. Arthus, étudiant les caractères du ferment glycolytique du sang, arrive à cette conclusion que la glycolyse, comme la coagulation du sang, est un *phénomène cadavérique*[4].

1. *Acad. des Sc.*, 8 avril 1890.
2. Lépine et Barral, *Acad. des Sc.* — *Soc. des Sc. méd. de Lyon*, 29 octobre 1890.
3. *Ibid.*, *Acad. des Sc.*, 20 juillet 1891.
4. *Soc. de Biolog.*, 18 avril 1891. — *Arch. de Physiolog.*, juillet 1891.

La glycolyse est un peu plus tardive : elle est le second phénomène cadavérique. Le ferment glycolytique n'existe pas dans le sang circulant ; il se forme hors de l'organisme, aux dépens d'éléments figurés autres que les globules rouges.

L'existence d'un ferment glycolytique **issu du pancréas** peut-elle être admise sans contestation, sans de nouvelles recherches?

Boccardi, dans un mémoire publié en 1891[1] sur les désordres anatomo-pathologiques des divers organes des animaux privés de pancréas, a constaté l'hypertrophie des glandes stomacales et de Brunner, et dans tous les organes (foie, reins et système nerveux) une dégénérescence des éléments nobles. Cette dernière altération serait même, selon lui, appréciable *pour le foie* dès le *deuxième jour*, pour le système nerveux dès le *septième jour*. Quant au système nerveux, dont les lésions portent *principalement* sur la moelle, Boccardi les considère (*contrairement* à ce que lui a fait dire *M. Semmola* à l'Académie de Médecine, séance du 29 septembre 1891) comme secondaires, ne jouant ainsi, dans la pathogénie du diabète pancréatique, aucun rôle causal.

1. G Boccardi, *Ricerche anatomo-pathologiche su gli animali privati del pancreas*. Napoli, 1891.

DEUXIÈME PARTIE

EXPÉRIMENTATIONS

DEUXIÈME PARTIE

EXPÉRIMENTATIONS

CHAPITRE PREMIER

LIGATURES DES CANAUX PANCRÉATIQUES
PAS DE GLYCOSURIE

Les résultats obtenus à la suite de la ligature des canaux pancréatiques amènent à cette conclusion : L'absence de suc pancréatique dans l'intestin n'occasionne jamais ni la glycosurie ni le diabète. Les troubles digestifs mêmes ne sont que passagers. Les phénomènes observés dans de telles conditions n'ont, pour nous, de valeur que parce qu'ils ont été confirmés par les injections persistantes de toute la glande pancréatique. D'ailleurs, les renseignements que donnent ces ligatures sont très imparfaits : presque toujours, ainsi que l'a montré Cl. Bernard, les canaux ligaturés, réséqués même, finissent par se rétablir[1]. Maintes fois nous avons pu vérifier cette assertion et suivre le processus de guérison.

Lorsqu'à la résection des canaux, faite aussi largement que possible (pour cela nous passons une grosse sonde cannelée sous les canaux et nous rejetons la ligature au delà de ses bords), on

1. Cl. Bernard, *Mémoire sur le pancréas*, p. 90. — Brunner, *Experimenta nova circa pancreas*, 1683, p. 53. (Cité par Cl. Bernard.)

joint la séparation des deux organes, intestin et pancréas dans une assez large étendue (2 à 3 cent. environ), on n'empêche nullement encore le rétablissement des fonctions d'excrétion. A la place des canaux, on aperçoit une cavité kystique bridée en avant et en arrière par des replis péritonéaux adhérents. Cette cavité, qui communique avec les canaux pancréatiques manifestement dilatés, contient les ligatures.

Expérience n° 1.

Ligature des canaux pancréatiques. — Séparation du pancréas de la paroi duodénale (3 centimètres). — Glycosurie très légère (24 heures). — Rétablissement des fonctions d'excrétion.

Chez un chien du poids de 11 kil. 100, on détache, le 4 juillet 1891, complètement la tête du pancréas, de la paroi duodénale, dans une étendue de 4 centimètres environ, à partir du canal de Wirsung, et en se portant vers l'extrémité splénique. Cette partie détachée est distante de l'intestin, de 3 centimètres au moins. Le canal principal est non seulement ligaturé, mais réséqué aussi loin qu'il est possible, en plein parenchyme pancréatique. Au bout de cinq jours, l'animal est remis de l'opération. (Traces de sucre les 24 premières heures.) Il mange avec une grande voracité de 1 kil. à 1 kil. 500 de viande, mais ni polyurie, ni azoturie; 500 à 600 gr. d'urine et 15 gr. d'urée en moyenne par 24 heures. Pas de glycosurie.

Quinze jours après l'opération, il pèse 11 kil., ayant ainsi regagné son poids.

Le 30 *juillet* 1891, à 8 heures du matin, 26 jours après la première intervention, *nous pratiquons l'ablation totale*. Le pancréas a sa consistance normale dans toute son étendue. La portion détachée a contracté des adhérences intimes avec la face interne de l'intestin et de l'épiploon. Nous laissons dans la concavité duodéno-stomacale un débris pancréatique de la grosseur d'un haricot. Trois ligatures au catgut ont suffi. Une incision parallèle à l'intestin, et faite entre cet organe et le pancréas, fait tomber sur une cavité remplie d'un liquide séreux dans lequel nagent les fils des ligatures anciennes. Ainsi, malgré les précautions les plus minutieuses, large résection des canaux, détachement du pancréas de l'intestin, on n'a pu empêcher le cours normal du suc pancréatique de se rétablir. Mort le 3 août.

Pendant les trois jours qui ont suivi l'ablation totale, l'animal a été glycosurique (49 gr. le premier jour, 25 gr. le second, 51 gr. le troisième.

A l'*autopsie*, on ne peut, malgré un examen minutieux, retrouver le morceau de parenchyme laissé.

L'animal est mort, ayant refusé toute nourriture. Le soir du troisième jour, les extrémités deviennent froides. Il meurt dans le cours du quatrième jour, dans le collapsus.

Tous nos animaux (40, au moins) qui ont subi cette ligature simple, ou combinée à la résection glandulaire partielle, ont commencé par maigrir, ont eu parfois des selles graisseuses, ont présenté de la polyphagie, de la polydipsie; mais tous, au bout de quelques semaines, étaient revenus à l'état normal. Il n'en a pas été de même dans les ligatures pratiquées par un grand nombre d'auteurs [1], car ces derniers ont constaté, presque toujours, que les animaux succombaient à une cachexie mortelle.

Cette symptomatologie uniforme, banale, se complique et offre des variétés symptomatiques extrêmement intéressantes (glycosurie, dénutrition profonde, cachexie mortelle), lorsque la ligature est accompagnée de sections, de résections plus ou moins notables de la glande.

En résumé, la ligature simple des canaux pancréatiques ne provoque jamais que des troubles nutritifs passagers. Grâce à une suralimentation, les animaux regagnent assez rapidement le poids qu'ils ont perdu, et engraissent même. — L'assimilation,

1. Bouchardat et Sandras : (Chiens), Des fonctions du pancréas et de son influence dans la digestion des féculents.) *Comptes-rendus, Acad. des Sc.*, 1845, XX, p. 1084, 1891.) — Cl. Bernard, Mémoire sur le pancréas, 1856. — Afanassiew et Pawlow : (Lapin), Beïtrage zur physiologie des Pancréas. (*Arch. für die gesammte Physiologie*, Bonn, 1878, p. 172, 179.) — Langendorff : (Pigeons), *Arch. für Physiologie*, 1879, t. I. — Rémy et miss Showe : (Chiens et lapins), *Soc. de Biologie*, 1882, p. 598-603. — Arnozan et Vaillard, Sclérose du pancréas déterminée chez le lapin par la ligature du canal de Wirsung. (*Soc. de Biol.*, oct. 1881. — *Arch. de Physiol. norm. et path.*, 1884, p. 287-316.) — Hédon, *Arch. Méd. expér.*, 1891. — Gley, *Soc. Biologie*, 1890-1891. — Pawlow, Suite de la ligature du conduit pancréatique chez le lapin. (*Pflüger's Arch.*, XVI Bd., p. 123-178.) — Orths, *Ueber diabetes pancreat.* Inaug. diss. Bonn. 1883. (Ligatures, pas de résultats.) — Minkowski et Von Mering, Ueber die Beziehungen des Pancreas zam diabetes mellitus. (*Berlin. Klin. Woch.*, n° 41, p. 904, 4 octobre 1889.) — Klebs, *Handb. der path. Anat.* Berlin, 1870.

troublée d'abord, semble redevenir, en peu de temps, parfaite.

L'observation suivante est bien démonstrative à cet égard.

Expérience n° 2.

Ligature des canaux pancréatiques. — Résection de la portion duodénale. — Polyphagie. — Polyurie. — Azoturie. — Augmentation de poids.

Chien bull-dogue, tigré, du poids de 9 kil., subit, le 1er mai 1891, à 7 heures du matin, l'ablation de la portion pancréatique sous-canaliculaire (6 centimètres environ) et la résection des canaux pancréatiques. Afin d'empêcher la réunion des extrémités réséquées, on coupe, entre deux ligatures au catgut, tous les vaisseaux qui se portent de l'intestin à la glande, dans la partie qui répond au canal de Wirsung : un isolement complet est ainsi obtenu.

Pendant 48 heures, glycosurie nette (49 gr. 50 par litre pendant les premières heures, puis disparition graduelle).

Le 4 mai, l'animal est revenu à l'état normal. Il n'y a plus de trace de sucre dans les urines. Il mange avec voracité (de 1 kil. 500 à 2 kil. de viande de cheval). Il urine de 800 gr. à 1 litre d'urine par jour.

Le 12 mai, l'animal a augmenté de poids : il pèse 9 kil. 200.

L'examen minutieux des urines à été fait chaque jour jusqu'au 2 juin. Pas de sucre.

2 juin. — 2e *Laparatomie.* Ablation totale. Poids : 13 kil. 200 (il a donc augmenté de 4 kil. 200 en un mois).

A l'ouverture on constate que le pancréas est réduit à l'état d'un gros cordon blanc rougeâtre, bosselé, dur au toucher, du volume d'un crayon, beaucoup plus mince à la partie qui avoisine le canal de Wirsung, où le pancréas n'est plus représenté que par un gros noyau fibreux adhérent intimement au duodénum. Toute la partie splénique, atrophiée, a contracté des adhérences avec les parties voisines. Aussi, lorsque l'on tente l'isolement des vaisseaux spléniques, on éprouve les plus grandes difficultés ; une veine est incisée, on ne peut la pincer. L'animal meurt le lendemain, sans s'être réveillé. Il n'avait pas uriné. La portion abrasée à une longueur de 10 centimètres, une épaisseur de quelques millimètres, une hauteur de 1/2 centimètre. (Poids 4 gr.) Le parenchyme est gris rosé, crie sous le scalpel. La condensation du parenchyme est manifeste. Sur toute la surface, les lobules pancréatiques font saillie et sont entourés d'une zone vascularisée rougeâtre. Le péritoine, par places, est très épaissi.

Au microscope, on constate une prolifération légère du tissu conjonctif, avec tassement du tissu préexistant. Il n'y a pas d'infiltration embryonnaire autour des canaux ou dans les travées conjonctives. L'examen des acini permet de suivre toutes les phases de la régression atrophique, quelques-uns ont presque complètement disparu, et ne sont plus représentés que par des traînées cellulaires enfermées dans les mailles du tissu conjonctif. D'autres sont diminués de volume. Leurs cellules sont cylindriques, parfaitement nettes. Le protoplasma est pâle, transparent; le noyau se colore bien. Les cellules cylindriques des canaux excréteurs dilatés sont d'apparence normale Les vaisseaux n'ont pas leurs parois épaissies (veines, artères).

En somme, un mois après la ligature, le pancréas avait subi une atrophie considérable. Le suc pancréatique ne se déversait plus dans l'intestin. L'assimilation se faisait pourtant très bien. Jamais nous n'avons observé de selles graisseuses. Par l'augmentation notable de la quantité des aliments, l'animal suppléait à son pancréas absent. L'azoturie, la polyurie qu'il a présentées, semblent avoir été des corollaires obligés de la suralimentation carnée.

A l'*autopsie*, nous avons constaté que la mort était due à une hémorrhagie. Toute la cavité abdominale était remplie de sang. Les parois du duodénum avaient leur épaisseur normale. Aucun organe ne paraissait lésé.

L'opération n'a jamais été suivie de glycosurie, contrairement à ce qu'avaient signalé Bouchardat et Sandras[1], Rémond[2] (de Metz). Ce dernier auteur, chez des chiens, souvent a pratiqué non seulement la ligature des canaux pancréatiques, mais la séparation de la glande du duodénum par trois ligatures en chaîne, plus une ligature en masse par-dessus les trois premières réunies.

Cette *intervention sur la glande* explique, suivant nous, qu'il a pu observer dans un cas une glycosurie passagère, et dans un autre, une cachexie profonde, une alopécie générale.

1. Bouchardat et Sandras, *loc. cit.*
2. Rémond, *Gaz. des Hôpitaux*, 24 juillet 1890.

CHAPITRE II

DESTRUCTION DU PANCRÉAS PAR LES DIVERSES INJECTIONS ATROPHIES TOTALES. — PAS DE GLYCOSURIE

Toutes les substances employées jusqu'aujourd'hui ne provoquent jamais que des atrophies très accusées, et laissent presque toujours des départements glandulaires intacts. Elles ont, de plus, cet énorme désavantage de s'évacuer, au moment du rétablissement des canaux pancréatiques, dans l'intestin. Avant d'arriver aux injections qui nous ont donné le résultat que nous voulions obtenir, la destruction complète de la glande constatée au microscope, nous avons essayé toutes les matières proposées par les divers auteurs qui se sont occupés de la question. Les matières grasses (beurre, huile, axonge ou suif, 4 centimètres cubes à 40 degrés) proposées par Cl. Bernard [1], dans son mémoire sur le pancréas, amènent bien l'atrophie de la glande, mais, au bout de 15 jours, les canaux excréteurs se rétablissent : il se déverse dans l'intestin une espèce de matière émulsive dans laquelle on reconnaît beaucoup de cristaux d'acide margarique entraînés avec les détritus du pancréas. Les animaux tendaient à revenir à l'état normal. La paraffine, employée par Schiff [2], lui

1. Cl. Bernard, *Mémoire sur le pancréas et le rôle du suc pancréatique dans les phénomènes digestifs*, 1855, p. 104. — *Leçons de physiologie expérimentale*, 1856, p. 274.
2. Schiff, *Centralblatt für med.*, 1872, p. 790.

Exp. 5. Pl. II.

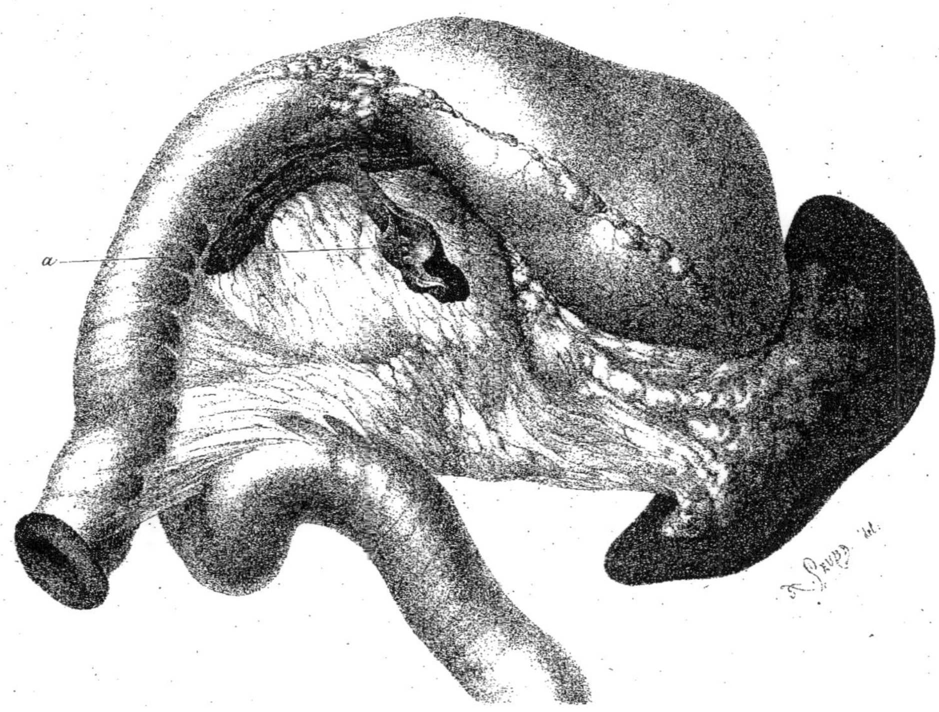

G. Masson Editeur. Imp. Ed. Bry, Paris

a ... Kyste. — ? Calculs.

a donné d'excellents résultats. Comme nous, il a vu que les animaux, malgré une atrophie extrême, le pancréas étant réduit à un cordon fibreux, guérissaient parfaitement, sans présenter d'amaigrissement ni de voracité exceptionnels; les fèces ne présentaient pas de graisse en plus grande proportion qu'à l'état normal, même avec une alimentation très riche en graisse. — M. Hédon[1] a aussi pratiqué les injections de paraffine, mais combinées avec l'extirpation de la portion verticale; jamais il n'a observé que des atrophies très accusées. La paraffine a, comme les graisses, le mercure, un énorme inconvénient, au bout de 3 à 4 semaines, elle est éliminée, malgré la résection d'une portion du canal pancréatique. Ces matières doivent donc être abandonnées pour les injections dans le canal de Wirsung. La glycérine et l'huile d'olives, à parties égales, la gélatine et le suif colorés par le bleu C^4 B ou le violet 5^b, ont permis à M. Gley[2] d'obtenir des destructions complètes de la glande. Pour arriver à ce but, nous avons fait choix de substances qui, injectées dans le pancréas, ne pussent être chassées, si même les canaux pancréatiques se rétablissaient. Les poudres inertes, comme le charbon et le bitume de Judée, réalisaient ces conditions.

Manuel opératoire. — Le charbon (suie de cheminée) est mis en suspension dans l'huile de vaseline ou l'huile d'olives. La quantité de charbon employée doit être telle qu'il forme avec le véhicule une matière épaisse pouvant passer à travers une aiguille qui a trois ou quatre fois le diamètre de l'aiguille de Pravaz ordinaire. Ce mélange est mis ensuite à l'autoclave, et stérilisé à 120° pendant 20 minutes environ.

Pour pratiquer l'injection glandulaire totale, on lie le canal de Wirsung sur la canule, au ras des parois du duodénum. Le charbon pénètre alors très bien dans le conduit de la portion verticale du pancréas (on sait que, d'après Cl. Bernard, l'embouchure du conduit de cette portion se fait dans le canal pancréa-

1. Hédon, *Arch. Méd. expér.*, 1891, n° 3, p. 341, 360.

2. Gley, *Comptes rendus Acad. des Sc.*, 6 avril 1891. — *Société de Biologie*, 17 avril 1891. — *Revue générale des sciences pures et appliquées*, n° 14, 1891, p. 472 : « Les scléroses amènent le diabète azoturique avec glycosurie très passagère. »

tique principal, tout près de l'intestin). Lorsque cette portion n'est pas injectée (ce dont il est facile de s'assurer, puisqu'elle conserve son volume normal et n'a pas sa surface teintée par le charbon), on pratique l'extirpation de la portion verticale de la glande entre deux ligatures au catgut. La quantité de matière injectée a varié de 2 cc. 1/2 à 7 cc. Pour oblitérer le canal accessoire, nous jetons à 3 centimètres du canal de Wirsung, en rasant bien la paroi intestinale, un fil de soie que nous serrons aussi fortement que possible. Si on intéresse la glande, l'injection devient impossible. Le bitume de Judée, mis en suspension dans l'essence de térébenthine et stérilisé de la même façon, est préférable ; il donne, en effet, un mélange qui se distribue mieux dans tous les canaux pancréatiques et pénètre jusqu'à la surface de l'organe qui prend une coloration noire intense. L'injection doit toujours être poussée lentement, avec de courts intervalles de repos. S'il reste une portion de la glande qui n'a pas pris cette coloration (fait très rare et qui ne peut se produire que pour le territoire glandulaire commandé par le canal accessoire), on jette un double fil de catgut au-dessus, et on le résèque.

La mort immédiate à la suite de ces injections peut se produire; elle est amenée, soit par la distension extrême de la glande par la matière injectée[1] (les animaux restent dans le collapsus et meurent en quelques heures), soit par des accidents septiques péritonéaux et pancréatiques si la stérilisation des substances n'a pas été parfaite.

Lésions que ces injections provoquent. — Le charbon et le bitume de Judée répandus dans toute l'épaisseur du pancréas, déterminent une atrophie extrême de cet organe. Si l'on enlève la glande quatre ou cinq semaines après l'injection, on la trouve diminuée de volume, presque effacée. Sa consistance est d'une dureté extrême. La surface est noire, uniforme, légèrement irrégulière, bosselée. La vascularisation a presque disparu de ce man-

1. ZENKER, *Tageblatt des 47e Vers. deutsch. Naturforsch.* Breslau, 1874. «Attribue à la lésion du plexus cœliaque et du ganglion semi-lunaire les cas de mort subite observés dans l'hémorrhagie du pancréas. »

Exp. 6. Pl. III.

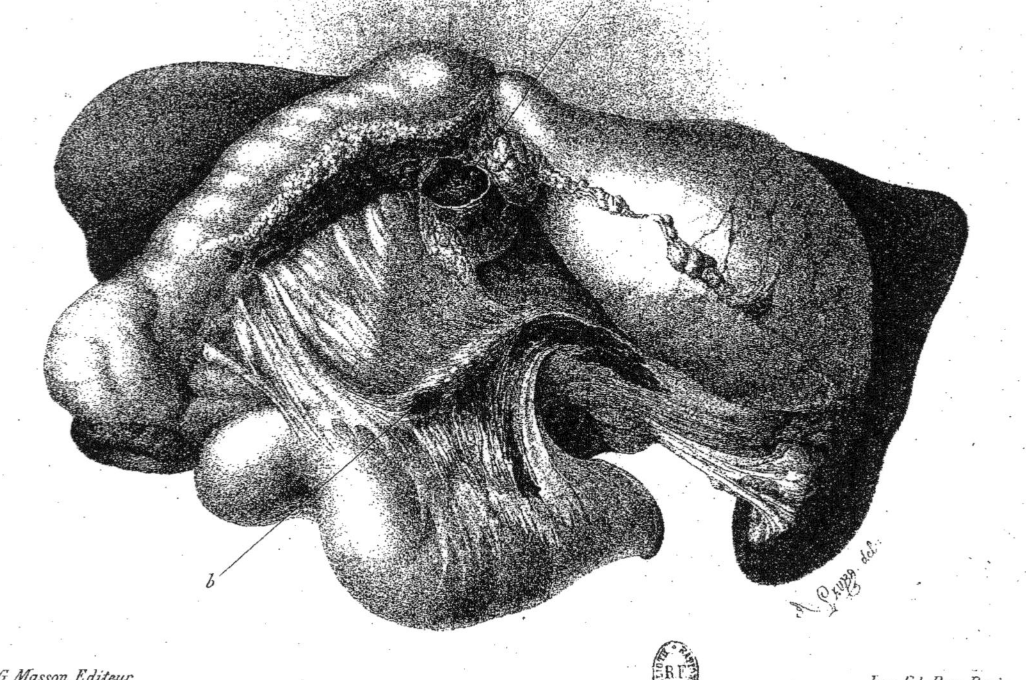

G. Masson Editeur. Imp. Ed. Bry, Paris

a.....Coupe du Pancréas. —— b.....Ganglion lymphatique.

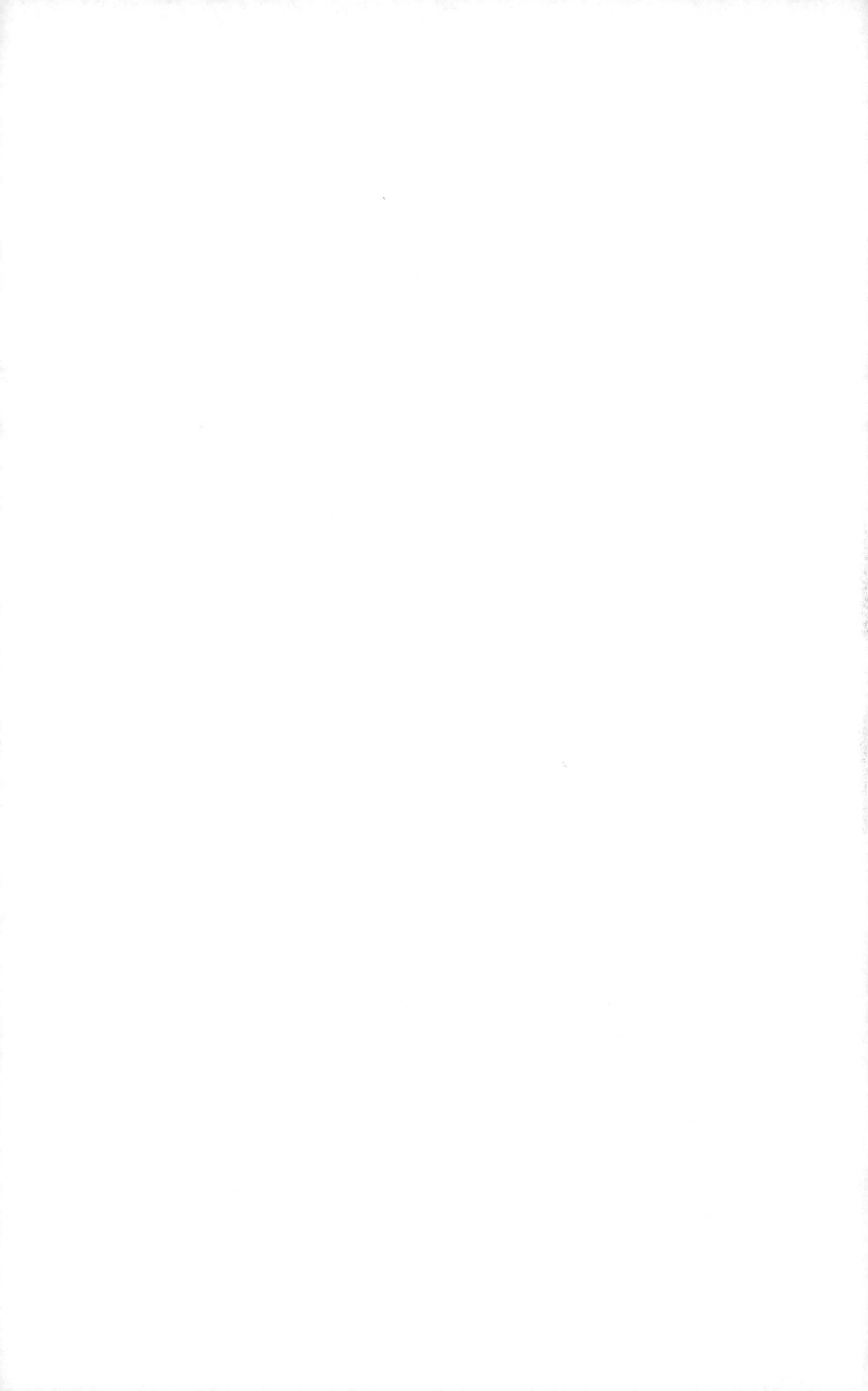

chon rempli de substance étrangère. Le péritoine, tout autour, est extrêmement épaissi, adhérent. Les lymphatiques sont oblitérés, dessinés par la matière injectée dans une assez grande étendue. Dans la concavité duodéno-stomacale, on trouve des ganglions lymphatiques durs, hypertrophiés, contenant du charbon ou du bitume de Judée.

Sur une coupe transversale de ce moignon pancréatique, on voit les canaux excréteurs maintenus béants par la zone épaissie de tissu conjonctif qui les entoure. Par la pression, on fait sourdre des cylindres vermiformes de charbon ou de bitume de Judée. Tout autour est distribuée une surface noire traversée par des bandes fibreuses grisâtres.

L'examen histologique démontre non seulement un épaississement énorme du tissu conjonctif canaliculaire, mais intraacineux. Les acini ont subi des altérations profondes. L'élément glandulaire a disparu et est remplacé par la substance injectée, qui forme dans l'acinus un élégant réseau à mailles très serrées. Au bout de deux ou trois mois, le pancréas a tous ses diamètres réduits à quelques millimètres. Il a perdu cette consistance dure; il est élastique, malléable. Ce changement est dû à la disparition complète des acini qui pendant leur régression sont fermes, appréciables. Des coupes pratiquées dans toute son étendue démontrent la disparition totale de l'élément glandulaire. Le pancréas n'est plus représenté que par une charpente fibreuse dont les espaces libres sont remplis de matière étrangère.

Les canaux d'excrétion ne se rétablissent jamais dans leurs fonctions, très probablement par le mécanisme suivant : dès que le fil jeté sur le canal de Wirsung cède, un peu de matière étrangère tombe sur le parenchyme pancréatique, et y provoque un travail inflammatoire qui produit l'oblitération de l'extrémité du canal par épaississement fibreux considérable. Nous avons pu maintes fois constater à ce niveau, entre le pancréas et le duodénum, qu'une bande fibreuse, épaisse de quelques millimètres, empêchait toute réunion des extrémités du canal. Ainsi, résultat précieux, la matière injectée n'est jamais éliminée.

Dans presque toutes nos expériences (immédiatement ou dan la suite), nous réduisons encore l'étendue de la glande, e extirpant sa partie verticale, la tête pancréatique, ou encore une grande partie de la portion splénique. Ce pancréas était alors réduit à quelques débris, atrophiés au point de ne plus mesurer que quelques millimètres en hauteur et épaisseur.

Dans deux cas, le canal de Wirsung, entre deux ligatures fibreuses, avait subi une énorme dilatation. Cette sorte de *kyste* était remplie d'un liquide clair comme de l'eau de roche, et contenait un grand nombre de *petits calculs*.

Phénomènes que ces injections provoquent. — Dans les premières semaines qui suivent ces injections dans les canaux pancréatiques, on observe des troubles digestifs qui sont dus à la suppression de la sécrétion du suc pancréatique. Les animaux présentent de la polyphagie (d'après les expériences d'Abelmann[1] faites sous la direction de Minkowski, après la suppression de la fonction digestive du pancréas, les aliments albuminoïdes n'arriveraient à la résorption en moyenne que pour 54 p. 100 : aussi une suralimentation est-elle nécessaire pour atténuer cet effet), une faible polyurie, une azoturie en rapport avec la masse de viande qu'ils absorbent. Jamais nous n'avons observé de glycosurie (pendant plus de 4 mois, les analyses d'urine ont été faites chaque jour). Les animaux commencent par maigrir, perdent leurs forces, au point de ne plus pouvoir se tenir sur leurs pattes et sortir de leur cage. Les matières fécales, décolorées, *graisseuses*, pendant toute cette phase de dénutrition, reprennent bientôt, comme l'a vu Cl. Bernard, leur aspect ordinaire. A partir de ce moment, les animaux regagnent progressivement leur poids et le dépassent. A les voir, on ne peut supposer qu'ils ont subi le moindre traumatisme. Ils mangent encore avec grand appétit, mais ont perdu la voracité qui suivait l'opération. Nous verrons, plus loin, que les troubles nutritifs prononcés et persistants que M. Hédon a

1. Abelmann, *Ueber die Ausnutzung der Nakrungsstaffe nach Pankréas extirpation.* Dorpat, 1890.

Exp. 4. Pl. I.

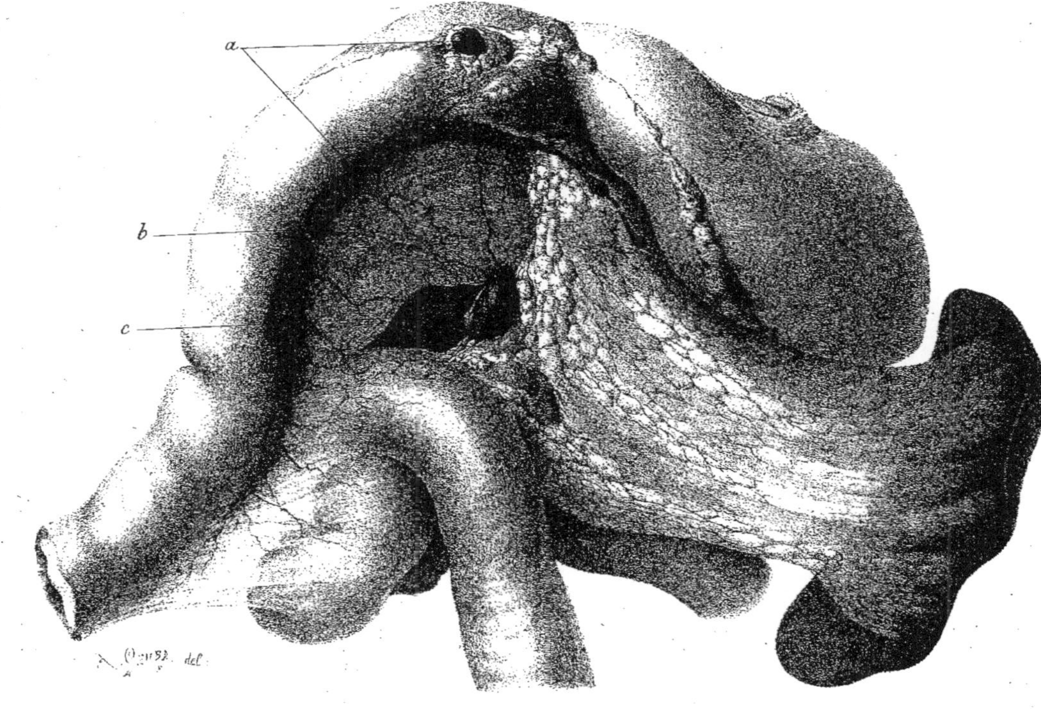

G. Masson Editeur. Imp. Ed. Bry, Paris.

a ... Ganglions lymphatiques. — b ... Ancienne section. — c ... Foie.

observés dans un cas (*Arch. Med. expérim.*, 1891, p. 351) doivent être rattachés non à l'injection, mais au traumatisme fait sur le pancréas.

Dans toutes ces expériences, la quantité d'urée excrétée nous a paru due uniquement à la polyphagie (il n'en est pas de même après l'ablation totale, où l'azoturie est constante), car, soumis au jeûne, l'excrétion de l'urée tombait progressivement à un chiffre insignifiant (6 à 15 gr., au lieu de 20 à 45 gr.), pour reprendre son taux normal lorsqu'on rendait aux animaux leur ration alimentaire habituelle. L'excrétion des phosphates a toujours dépassé la normale.

En résumé, malgré une lésion persistante du pancréas (atrophie extrême), les troubles de la digestion et de la nutrition ne sont que passagers. Les animaux qui commencent par maigrir, perdre leurs forces, regagnent bientôt leur poids et leur vivacité. Jamais on n'observe de glycosurie pendant tout ce travail de disparition de la glande. Même, alors que les animaux étaient soumis à une alimentation amylacée (200 à 300 gr. de pain), et même sucrée (150 gr. de sirop de sucre) les urines n'étaient pas glycosuriques. Une fois seulement, après l'ingestion de 30 gr. de glucose, l'animal a eu 10 gr. 25 de sucre dans son urine. La consommation du sucre se fait donc bien dans ces cas d'atrophie. Quant à l'azoturie, elle nous a paru bien être le fait de la suralimentation carnée.

Nos observations concordent donc avec celles de Schiff[1], que M. Straus résume ainsi : « Après injection de paraffine dans le canal de Wirsung, il observa que les chiens guérissaient parfaitement, sans présenter d'amaigrissement ni de voracité exceptionnels; les fèces ne présentaient pas de graisse en plus grande proportion qu'à l'état normal, même avec une alimentation très riche en graisse. Néanmoins, à l'autopsie, on constatait toujours la destruction de l'épithélium glandulaire; le tissu de l'organe était même réduit, dans beaucoup de cas, à un simple cordon fibreux, renfermant des granulations de paraffine; chez

1. SCHIFF, Compte rendu des expériences faites au Lab. de Florence (in *Giorn. la Nazione :* Analyse. *Rev. des Sc. méd.*, par M. STRAUS, 1873.

les animaux adultes, comme chez les nouveau-nés, le pancréas peut donc être extrait sans que la digestion en soit notablement affectée. »

Nous avons fait vingt injections : toutes ont donné des résultats identiques, la suppression de toutes les fonctions pancréatiques, de son rôle, dans la digestion, sur les graisses et les albuminoïdes et de l'action spécifique que cet organe exercerait, par un ferment résorbé par les lymphatiques et les veines, pour

Expérience n° 3.

Chien normal. — Alimentation carnée (800 à 1000 grammes de viande de cheval avec 100 grammes de pain.

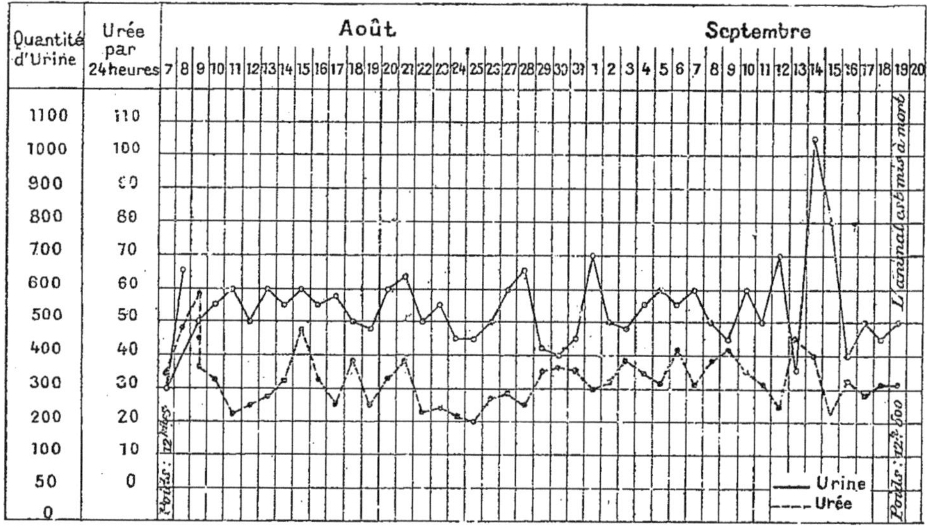

régulariser les échanges nutritifs interstitiels. La destruction du pancréas est ici fonctionnelle et anatomique. On sait d'ailleurs que Corvisart[1] considérait le pancréas comme un organe supplémentaire dont l'action s'ajoute à l'estomac. « Celui qui ne digère qu'avec un organe, estomac ou pancréas, est par ce fait soumis environ à la demi-ration de peptone. Une suractivité de l'organe restant peut intervenir, et tirer des aliments la ration entière de peptone, mais il ne faut pas se confier longtemps à cette extrême

1. *Gaz. hebd.*, 1858.

ressource fonctionnelle, car toute activité persistante a pour résultat plus ou moins éloigné, mais final, d'épuiser. » Nos expériences ont complètement vérifié la première partie de cette conclusion.

D'autres organes *suppléent* le pancréas dans ses *fonctions digestives;* il n'en est pas de même pour l'action qu'il exercerait sur la *consommation du sucre*, puisque la section et l'ablation de ces pancréas sclérosés amènent la glycosurie et le diabète maigre. Ce dernier n'est donc pas simplement une maladie de la digestion, mais bien, comme le diabète gras, une maladie générale de la nutrition.

Parmi nos observations, nous en donnons six qui ont été suivies pendant des mois.

Nous y joignons la courbe d'un chien normal, comme terme de comparaison. (Voir la courbe ci-dessus.)

Expérience n° 4.

Atrophie du pancréas (charbon). — Pas de glycosurie. — Amaigrissement passager. — La section de cette glande atrophiée, faite deux fois, est suivie de l'apparition de glycosurie et d'azoturie.

A un chien adulte, d'un poids de 13 kil. 340, on injecte, le 19 mai 1891, dans le canal de Wirsung, 4 centimètres cubes et demi d'huile de vaseline tenant en suspension du noir de fumée. Pendant que l'injection est poussée lentement, on voit le pancréas se teinter en noir dans ses parties splénique et duodénale : aussi se contente-t-on simplement de réséquer aussi largement que possible le canal de Wirsung entre deux fils de soie placés, l'un contre l'intestin, l'autre en plein parenchyme, au-dessous du bec de la canule à injection. Un peu du mélange stérilisé coule dans l'abdomen.

Deux jours après l'opération, l'animal a repris sa gaîté. Malgré une suralimentation (1 kil. 500 gr. de viande en moyenne), il maigrit progressivement pour atteindre 10 kil. le 14 juin. A ce moment, la maigreur, la faiblesse de l'animal sont extrêmes. Il ne peut descendre de sa cage, et urine sous lui, affaissé sur les membres. Ses selles sont grisâtres, graisseuses. (Éther, eau bouillante.) Cette décoloration des selles a persisté plus d'un mois. Jamais cet animal n'a eu de polyurie, ni trace de glycosurie. Les urines ont varié comme quantité de 250 à 60 gr. par 24 heures, avec 25 à 35 gr. d'urée.

Le 2 juillet. — Deuxième laparotomie dans le flanc droit; la première avait été faite dans la ligne médiane. Poids, 10 kilogr.

A l'ouverture de l'abdomen, on constate des adhérences extrêmement solides entre le grand épiploon, les anses intestinales et le pancréas. Ce n'est qu'avec les plus grandes difficultés, et en se créant une voie à travers les feuillets péritonéaux épaissis et vascularisés, qu'on attire le duodénum entre les lèvres de l'incision. Le pancréas apparaît alors comme un cordon noirâtre, accolé de la façon la plus intime à la paroi intestinale. Il est réduit aux quatre cinquièmes au moins, extrêmement dur, comme calcifié. Une aiguille ne traverse que très difficilement cette masse indurée, sans donner lieu au moindre suintement sanguin. — Sur la portion qui répond au canal de Wirsung ligaturé, on jette, à 3 centimètres de distance l'un de l'autre, deux fils de catgut; on sectionne le pancréas entre eux : pas d'hémorrhagie. On tente, mais en vain, de jeter d'autres ligatures entre le duodénum et le pancréas. Il y a une véritable fusion des deux organes. Vers 4 heures du soir, c'est-à-dire 7 heures après l'opération, l'animal se lève, urine.

L'analyse montre que les urines contiennent 31 gr. de sucre et 44 gr. d'urée par litre.

3 juillet. — L'animal absorbe 1,500 gr. de viande dans la journée. Les urines, analysées à trois reprises, contiennent une grande quantité de sucre (49 gr. 2, 13 gr. 5, 27 gr. par litre).

4 juillet. — Polyphagie, polyurie. Il avale gloutonnement et dévore tous les aliments qu'on lui présente. La dernière analyse, portant sur des urines émises à 6 heures du soir, montrait encore des traces de sucre. Ainsi, pendant 58 heures, l'animal a nettement présenté tous les phénomènes d'un diabète maigre : glycosurie, polyurie, polyphagie et amaigrissement. Le 4 au soir, il ne pesait plus que 9 kilogr. Il urine couché, descend difficilement de sa cage; tout son poil tombe en masse. Toutes les masses musculaires ont fondu. Le chien est d'aspect squelettique.

5 juillet. — Troisième laparotomie, dans le flanc gauche. Poids, 10 kil. 050 gr. La portion splénique, réduite à l'état d'une ficelle noirâtre, est attirée au dehors. On en résèque, entre deux catguts, 2 centimètres et demi. Un des catguts tombe; la surface sectionnée ne donne pas lieu à une hémorrhagie. A 1 heure de l'après-midi, l'animal sort de sa cage, urine devant nous. L'urine contient 71 gr. de sucre et 18 gr. 91 d'urée. Le soir, il mange 500 gr. de viande.

17 juillet. — Glycosurie abondante (sucre 28 gr. 25 par litre) : 400 gr. d'urine.

18 juillet. — L'urine ne contient plus de sucre. La portion pan-

Expérience N° 4.

ATROPHIE DU PANCRÉAS (Charbon) — PAS DE GLYCOSURIE — AMAIGRISSEMENT PASSAGER — LA SECTION DE CETTE GLANDE ATROPHIÉE FAITE DEUX FOIS, EST SUIVIE DE L'APPARITION DE GLYCOSURIE ET D'AZOTURIE.

Quantité d'urine — Urée por 24 heures

MAI — JUIN — JUILLET — AOÛT — SEPTEMBRE

1200 120
1100 110
1000 100
900 90
800 80
700 70
600 60
500 50
400 40
300 30
200 20
100 10
50 5
0 0

Poids = 13k. 340

Poids = 10 kilogr.

2e Laparotomie
Sucre 49 gr. 2
Maigreur extrême

Poids = 10k. 200

Sucre 35 gr.

3e Laparotomie
Sucre 113 gr.

Sucre 72 gr.

Poids = 10k. 500

Poids = 11k. 900

Poids = 12k. 500

E. Morieu, Sc.

Imp. Dufrénoy, Paris.

Urine ——o——

Urée - - -•- - -

créatique observée est soumise à l'examen microscopique; elle a quelques millimètres d'épaisseur (plume de corbeau). La glande est entourée par une capsule fibreuse, épaisse, qui envoie dans son intérieur des prolongements considérables, cloisonnant ainsi des espaces qui ne contiennent plus que des amas noirâtres. Autour des amas de charbon (plusieurs ont été enlevés par le tranchant du rasoir), on voit une zone embryonnaire extrêmement épaisse qui envahit, dissocie et remplace ce qui reste de l'acinus. On ne voit plus que quelques rares cellules, auxquelles on peut attribuer les caractères des cellules pancréatiques. Les vaisseaux sont étouffés dans cette gangue scléreuse. La paroi des canaux excréteurs est dépouillée de ses cellules, détruite, remplacée par un tissu de jeunes cellules.

1er *août.* — Poids, 10 kil. 500 gr. L'animal est vif, mange bien. Quoique soumis à une alimentation composée de pain et de viande à parties égales, il n'élimine pas de glucose.

29 *août.* — Le chien a complètement changé d'aspect; il est gras musclé. Il pèse 11 kil. 900 gr.

A plusieurs reprises, de la glucose pure (quelques grammes) est ajoutée à ses aliments; les urines ne réduisent pas la liqueur de Fehling.

Le 16 *septembre* 1891, l'animal est mis à mort. Il est revenu à son état normal, a regagné à peu près son poids (12 kil. 700). Dans les derniers temps, il n'a eu ni polydipsie, ni polyphagie, ni polyurie. Il arrivait fréquemment que la quantité de pain et de viande mise à sa disposition dans sa cage n'était pas absorbée.

Le dessin (planche I) donne une idée générale de la forme, du volume de ce pancréas atrophié à l'extrême. L'injection a été parfaite, totale; aucune partie de la glande (ce qui arrive souvent, et nous obligeait à faire des laparotomies exploratrices) n'a échappé à la sclérose.

Toute la partie splénique a presque totalement disparu. Le reste de la glande forme un ruban noir, aplati, interrompu en deux endroits (au niveau des sections anciennes) par des ponts fibreux. De la surface de la glande, étouffée dans une gaine péritonéale épaissie, blanche, résistante, partent des traînées lymphatiques qui vont aboutir à des ganglions hypertrophiés, sclérosés. Les troncs et les ganglions lymphatiques sont oblitérés par le charbon. En arrière, près de la tête, passent de gros troncs nerveux n'adhérant pas à la capsule. Toutes les surfaces de section montrent une disposition uniforme : des alvéoles remplis de charbon que la pression fait sourdre.

En aucun endroit il n'est possible de retrouver trace de la

glande. Un fait assez remarquable que les laparotomies successives permettent de constater, est le changement de consistance de la glande, à mesure qu'augmente l'atrophie. Résistante, à sa surface granuleuse, tant qu'il reste des acini, la glande est malléable, semblable à une bande de caoutchouc, lorsqu'elle n'est plus représentée que par du tissu fibreux imprégné de substance étrangère. Le pancréas, détaché, pèse 2 gr. 450 milligr., et dans ce chiffre sont compris la glande et la matière injectée. Or, le pancréas d'un chien de 13 kil. 500 pèse 38 gr. environ : toute la glande ne représente donc ici que le quinzième d'un pancréas normal. Nous ne pouvons, en présence de ce résultat, nous empêcher de rappeler cette phrase de Minkowski : « Quand le fragment du pancréas resté en place est très petit et qu'il ne représente qu'un douzième ou un quinzième du poidsde la glande, sa vitalité est compromise. *Dès lors ses fonctions sont supprimées, et les choses se passent comme s'il n'y avait pas de pancréas.* »

Expérience n° 5.

Atrophie totale du pancréas. — Dilatations kystiques. — Lithiase pancréatique. — La section de la glande amène la glycosurie et l'azoturie.

Sur un chien, poids 10 kil. 700, on pratique, le 1er juin 1891, après ligature du canal pancréatique accessoire, l'injection dans le canal de Wirsung, de 7 cc. d'un mélange de noir de fumée et d'huile de vaseline phéniquée. Toute la portion verticale du pancréas est réséquée. On isole de l'intestin toute la portion de la glande qui répond à l'embouchure du canal de Wirsung, dans le but d'empêcher la réunion consécutive des canaux réséqués.

Pendant les deux jours qui suivent ces traumatismes, l'animal est glycosurique. Le troisième jour, toute trace de sucre a disparu.

Le chien, pendant les deux premières semaines, présente une dénutrition profonde. Le 14 juin, il ne pèse plus, en effet, que 9 kil. 500, et le 2 juillet 8 kil. 750. A ce moment, sa faiblesse est extrême : il lui est impossible de demeurer dans sa cage, de se tenir sur son train de derrière. La voix est altérée; l'animal gémit sans cesse. A aucun moment, malgré les analyses les plus minutieuses, on ne trouve de sucre dans les urines. L'alimentation est composée de pain et de viande (1 kil. 500 environ). La voracité est grande, mais la soif est peu prononcée.

Pendant le mois d'août, le chien change d'aspect. Il perd son

INJECTION DE 2 CENT. CUBES DE NOIR DE FUMÉE _ RÉSECTION DE LA PORTION VERTICALE DU PANCRÉAS _ GLYCOSURIE LES 10 PREMIÈRES HEURES _

Expérience N° 6.

DEUX SECTIONS AVEC RÉSECTION DE LA GLANDE ATROPHIÉE SONT SUIVIES DE GLYCOSURIE.

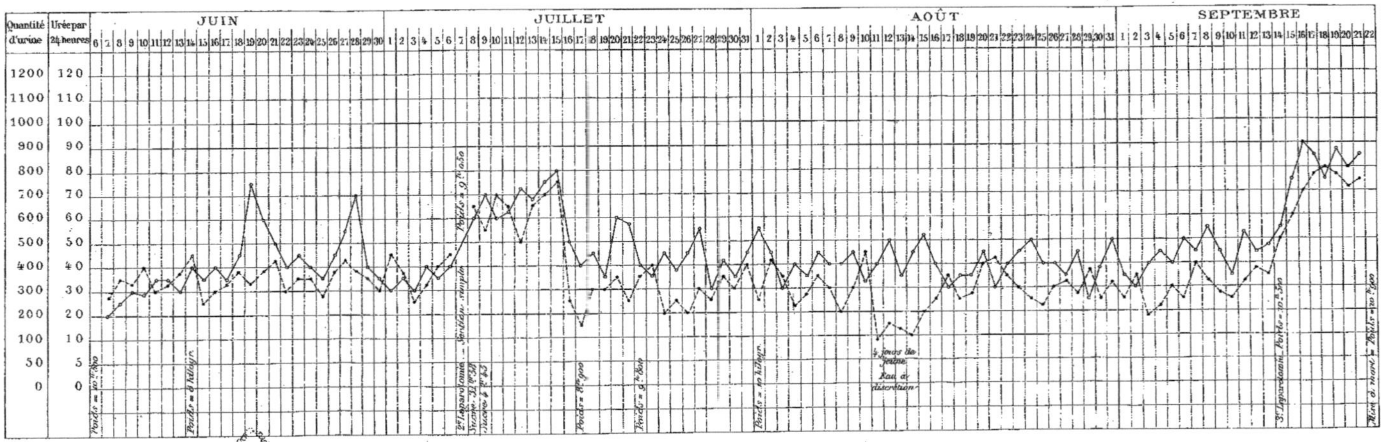

Quantité d'urine: 1200, 1100, 1000, 900, 800, 700, 600, 500, 400, 300, 200, 100, 50, 0

Urée par 24 heures: 120, 110, 100, 90, 80, 70, 60, 50, 40, 30, 20, 10, 5, 0

JUIN (6–30) — JUILLET (1–31) — AOÛT (1–31) — SEPTEMBRE (1–22)

Poids = 10k 800

Poids = 8 kilogr.

2e Laparotomie. _ Section simple

Sucre 32gr 34

Sucre 4gr 43

Poids = 9k 050

Poids = 8k 900

Poids = 9k 800

Poids = 10 kilogr.

4 jours de jeûne. Eau à discrétion.

3e Laparotomie _ Poids = 10k 300

Mise à mort = Poids = 10k 900

E. Morieu, Sc.

Imp. Dufrénoy, Paris.

Urine o——o——o   Urée •——•——•

apparence squelettique, il engraisse peu à peu et dépasse même son poids. En effet, le 20 juillet, il pèse 9 kilogr. ; le 2 août, 9 kil. 500; le 23 août, 12 kil. 100, et le 2 septembre, 12 kil. 500. L'animal paraissant alors d'une santé parfaite, mangeant sans voracité (800 grammes viande et pain), buvant sans excès, sautant, ayant la voix forte et bien timbrée, nous pratiquons, le 2 septembre 1891, une *nouvelle laparotomie.*

Tout le pancréas apparaît infecté, noir, extrêmement dur. A l'union des portions duodéno-stomacale et splénique, nous réséquons un fragment de la glande sclérosée dans une étendue de 2 centimètres. Au niveau de la tête pancréatique, comme une parcelle de parenchyme grosse comme une petite noisette ne semble pas avoir été injectée, nous la réséquons aussi, après avoir jeté un fil de catgut aussi près que possible de l'intestin.

Les deux jours suivants, glycosurie très nette, polyurie, polydipsie, polyphagie. L'animal perd, en cinq jours, 1 kilogr. (7 septembre, 11 kil. 500).

Le poil tombe, des ulcères se montrent aux pattes, la plaie abdominale ne se cicatrise pas, une éventration se produit (on refait alors plusieurs ligatures péritonéales au fil de soie).

Le 10 septembre, la plaie est cicatrisée. L'animal revient à l'état normal. Tous les phénomènes diabétiques ont disparu. Le 22 septembre, l'animal pèse 12 kilogr. Malgré une nourriture exclusivement composée de pain les derniers jours, pas trace de glycosurie.

24 septembre. — L'animal, revenu à l'état normal, est mis à mort. Le pancréas est réduit à deux moignons noirâtres, en forme d'équerre. L'une des branches, *la verticale* (4 centimètres d'étendue) représente la portion duodéno-stomacale; l'autre, *l'horizontale* (même longueur), est le reliquat de la portion splénique; elle est reliée à la première par un pont fibreux très épais (d'un demi-centimètre d'étendue). La surface des deux portions est granuleuse, bosselée, extrêmement dure au toucher; la plupart des granulations sont noires et tranchent sur les enfoncements blancs, fibreux. La coupe de la portion splénique fait tomber sur une grande cavité kystique à paroi intime, lisse comme un grain de raisin, bien limitée de partout. Ce kyste renferme un liquide clair comme de l'eau de roche et une multitude *de petits calculs* de la grosseur de petites têtes d'épingles. Ces calculs sont extrêmement durs, irréguliers. La paroi de la poche mesure quelques millimètres ; elle est formée d'un tissu fibreux très dense.

La portion stomaco-duodénale renferme un canal de Wirsung

très dilaté qui, lui aussi, est parsemé de petits graviers. Le parenchyme est d'une dureté ligneuse, difficile à couper aux ciseaux. Détaché, tout le reliquat glandulaire pèse 1 gr. et demi : or, un pancréas de chien normal, du poids de 10 kil. 500, pèse 30 gr. environ. Le pancréas est donc ici réduit au vingtième. Tous les autres organes n'offrent rien de particulier. (Planche II.).

Expérience n° 6.

Injection de 2 cc. de noir de fumée. — Résection de la portion verticale du pancréas. — Glycosurie les dix premières heures. — Deux sections, avec résection de la glande atrophiée, sont suivies de glycosurie.

Le 5 juin 1891, on pratique sur une chienne du poids de 10 kil. 500 l'injection de 2 cc. et demi d'un mélange de noir de fumée et d'huile de vaseline, stérilisé à l'autoclave à 120°. La portion verticale du pancréas est réséquée.

Pendant les dix premières heures, glycosurie. Retour à l'état normal le deuxième jour. L'animal commence par maigrir, perd 150 gr. en 9 jours; puis, peu à peu, il regagne lentement le poids perdu.

7 juillet. — Poids : 9 kil. 050, *deuxième laparotomie.*

Le pancréas, réduit à l'état de ficelle noire, est simplement sectionné dans sa portion splénique. Pendant les deux jours qui suivent cette intervention, glycosurie, puis azoturie avec polyurie. Huit jours après, santé parfaite. Plaie abdominale cicatrisée.

17 juillet. — Poids : 8 kil. 900; 22 juillet, 9 kil. 800; 1er août, 10 kilogr.

14 septembre 1891. — L'animal, qui a récupéré son poids primitif, 10 kil. 500, subit une *troisième laparotomie.*

Incision dans le flanc droit, entre les deux cicatrices anciennes. Le pancréas est enfoui dans les replis péritoneaux chargés de graisse. Des troncs et ganglions lymphatiques rendus évidents par l'accumulation de poussières charbonneuses conduisent sur le reliquat glandulaire, c'est-à-dire sur un tractus noir, mou, réduit à quelques millimètres dans toutes ses dimensions. Trois sections avec résections sont faites sur la portion duodéno-stomacale. Il est impossible de retrouver la portion splénique séparée de cette dernière lors de la deuxième opération. Les jours qui suivirent, l'animal, comme lors des premières sections, fut d'abord glycosurique, puis azoturique.

Pendant toute la période d'observation, l'animal, quoique soumis

ATROPHIE TOTALE DU PANCRÉAS — DILATATIONS KYSTIQUES — LITHIASE PANCRÉATIQUE.

Expérience N° 5.

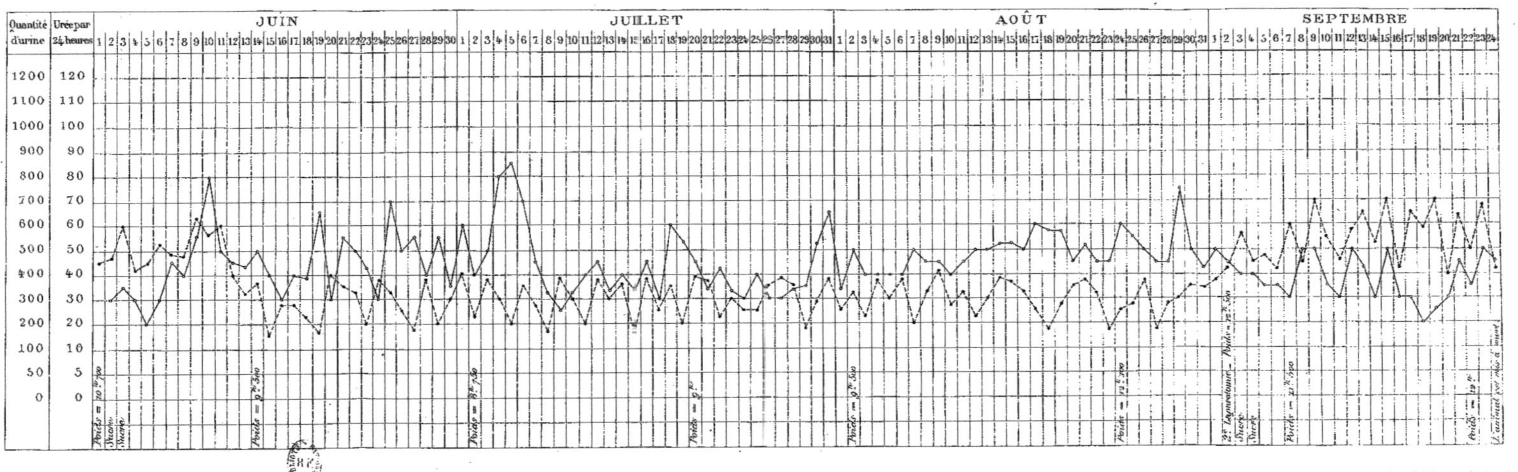

E. Morieu, Sc.

Imp. Dufrénoy, Paris.

Urine

Urée

au régime du pain et de la viande à parties égales, n'a jamais présenté de glycosurie dans les urines. Celle-ci a, au contraire, toujours succédé aux traumas glandulaires.

Le 22 septembre, la chienne est revenue à l'état antérieur : elle pèse 11 kilogr. Nous la mettons à mort.

Autopsie. — La portion pancréatique horizontale apparaît d'abord dans les replis gastro-spléniques chargés de graisse. Elle est réduite à l'état d'une lame noirâtre. Elle est presque isolée ; un tractus conjonctif la réunit à la partie duodéno-stomacale, qui, elle, est enfouie dans une coque épaisse de péritonite enkystée. Il faut véritablement la sculpter pour la mettre en évidence (des coupes de cette coque ont permis de reconnaître qu'il n'y avait pas de débris glandulaires. Elle apparaît alors comme un cordon noir intense, non vasculaire, fibreux, à vacuoles remplis de charbon, intimement accolée à la face interne de l'intestin. Détachée, la glande pèse 4 gr., c'est-à-dire le huitième du pancréas normal. (Planche III.)

Expérience n° 7.

Atrophie totale du pancréas, consécutive à l'injection de 2 cc. de bitume de Judée, en suspension dans l'essence de térébenthine. — Pas de glycosurie. — Azoturie passagère après la section.

Le 3 *juin* 1891, sur un chien, poids 14 kilogr., nous pratiquons une injection de bitume de Judée. Pendant l'opération, le pancréas en entier se colore en noir intense : aussi ne pratiquons-nous pas la résection de la portion verticale du pancréas.

Comme tous les autres animaux, l'animal commence par maigrir. Il est vorace, boit avec avidité. Le 15 juin, il pèse 12 kil. 700 ; le 1er juillet, 12 kil. 900 ; le 20 juillet, 13 kil. 300 ; le 1er août, 14 kil. ; puis il dépasse le poids qu'il présentait à l'entrée au laboratoire : en effet, le 23 août, son poids est de 15 kilogr. — A aucun moment, les urines n'ont présenté de trace de sucre. — Alimentation exclusivement carnée (1 500 à 2 000 gr. par 24 heures). Selles graisseuses au début, puis normales.

Le 7 *septembre* 1891, l'animal offrant toutes les apparences d'un chien normal (il pèse 16 kil.), très gras, très vigoureux, nous pratiquons une *deuxième laparotomie* sur la ligne médiane.

Le pancréas est réduit à l'état d'un gros cordon aplati, noirâtre, très dense, mais flexible. Sa surface est lisse, très brillante et tranche sur les replis graisseux jaunâtres. Au niveau de la portion horizontale, on résèque un fragment de glande de 3 centimètres d'étendue environ, entre deux ligatures au catgut. Dans la portion qui répond à la tête, on abrase un autre fragment de 2 centimètres de longueur. Les parties abrasées offrent, à leur centre, une dilatation considérable du canal de Wirsung, environné de toutes parts par une coque fibreuse semée de particules étrangères.

Pendant les jours qui suivent cette intervention, pas trace de sucre (c'est la seule fois où le trauma porté sur des glandes injectées et sclérosées nous donne un résultat négatif). Le chiffre de l'urée, par contre, augmente beaucoup, ainsi que la quantité d'urine. L'animal boit sans cesse, mange beaucoup et maigrit (le 15 septembre, il pèse 15 kil. 200).

Ainsi, chez ce chien, la section avec résection de la glande n'a pas provoqué le diabète sucré, mais un diabète azoturique, de courte durée il est vrai.

Le 24 *septembre*, l'animal ayant repris son poids de 16 kil., sa vivacité, nous le mettons à mort.

Il n'y a aucune partie de la glande qui n'ait subi l'influence de l'injection ; au niveau de la tête, existe un renflement du volume d'une petite noix. Incisé, il laisse tomber sur une cavité remplie par un gros caillot sanguin, en voie de régression. La portion verticale est aplatie, et renferme à son centre un canal dilaté, aux parois très épaisses. Le canal renferme un liquide absolument transparent. Ce qui reste de la glande autour de lui n'est plus représenté que par la matière injectée qui bourre tous les petits canaux ; il ne reste plus trace d'acini.

Les deux portions de la glande sont constituées de la même façon, par un canal central dilaté, aux parois fibreuses épaisses, entourées par un parenchyme farci de bitume de Judée. Tous les débris pancréatiques réunis pèsent 4 gr. 50. – Par conséquent, la glande ne représente plus que le neuvième de son poids normal.

Expérience n° 8.

Injection au bitume de Judée. — Atrophie du pancréas. — Troubles digestifs passagers. — Pas d'amaigrissement.

Sur un chien adulte, poids 14 kil. 500, on pratique, le 26 juin 1891, après ligature du canal accessoire, une injection de 3 centimètres cubes et demi de bitume de Judée en suspension dans l'essence de

INJECTION DE BITUME DE JUDÉE — ATROPHIE TOTALE DU PANCRÉAS — PAS DE GLYCOSURIE.

Expérience N° 7.

Section de la glande atrophiée — Diabète azoturique.

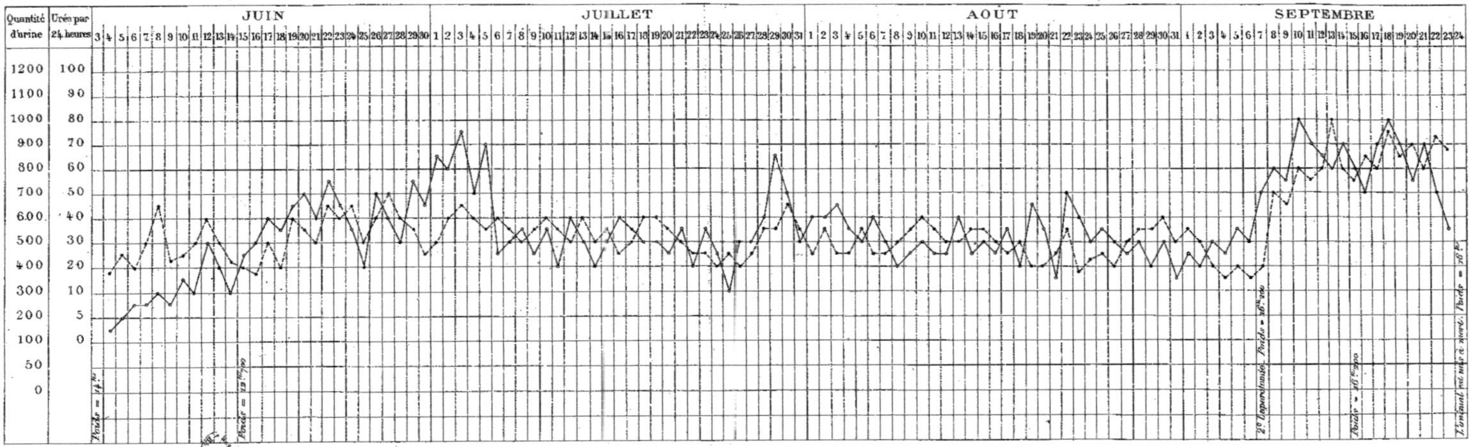

R. Moriau, Sc.

Imp. Dufrénoy, Paris.

Urine ○———○———○

Urée ●- - - -●- - - -●

térébenthine. A mesure que la matière injectée passe, la glande devient noire, se gonfle : aussi ne pratiquons-nous pas l'ablation de la portion duodénale. Nous nous contentons de réséquer le canal de Wirsung entre deux fils de soie.

Le lendemain de l'opération, l'animal se lève, commence à manger. Malgré une suralimentation (1 kil. 250 viande de cheval), l'animal commence par maigrir ; le 6 juillet, il ne pesait plus en effet que 12 kil. 300. La quantité des urines variait entre 500 et 800 gr., avec 15 et 18 gr. d'urée pour les 24 heures.

Le 18 *juillet*, l'animal a repris complètement son aspect normal; il pèse même 1 kil. 500 de plus que lors de son arrivée au laboratoire.

A aucun moment (malgré les examens quotidiens faits avec la liqueur de Fehling) on n'a observé de glycosurie, même le jour et le lendemain de l'injection. La quantité d'urée pour les 24 heures n'a jamais dépassé 18 gr.

Le 25 *juillet* (30 jours après la première intervention), pour nous rendre compte de l'état du pancréas, nous faisons une *deuxième laparotomie*. Le pancréas, dur, scléreux, noir comme du jais, se laisse difficilement attirer au dehors (incision médiane). Il a contracté des adhérences solides avec les vaisseaux spléniques. Pendant nos tentatives de résection d'une portion de la glande destinée à des examens microscopiques, nous coupons un gros vaisseau qu'il nous est impossible de lier. Nous refermons l'abdomen. L'animal meurt le deuxième jour, sans avoir repris connaissance.

A l'*autopsie*, nous constatons dans l'abdomen un épanchement sanglant assez notable. Le grand épiploon, les feuillets mésentériques sont infiltrés dans sang noir, épais. Pas de péritonite.

Dans le tube intestinal, selles décolorées.

Le pancréas est réduit à une masse noire, bosselée, intimement unie à la face interne du duodénum. Toute la portion splénique, y compris l'extrémité abrasée, est revenue sur elle-même, réduite de longueur. Toute la glande est entourée d'un péritoine épaissi.

Après dissection, on constate que la glande possède à peine le quart de l'épaisseur d'un pancréas normal.

Le canal de Wirsung, dans toute son étendue, est dilaté et rempli d'une matière pulvérulente noirâtre. Les surfaces de coupe montrent que tous les acini sont remplacés par des amas noirs encapsulés dans une gaine résistante blanc jaunâtre.

Par l'examen microscospique, les coupes qui ont porté sur différents fragments de la glande pris au niveau des extrémités et dans le corps font voir un épaississement, une condensation du tissu conjonctif péri-acineux. Tous les canaux excréteurs sont farcis par la matière injectée. Les acini sont remplacés par des amas noirâtres entourés d'un tissu conjonctif chargé de graisse. Après coloration au picro-carmin, la matière noire apparaît au niveau de chacun d'eux sous la forme de blocs irréguliers, ou sous forme de filaments intriqués, placés entre la substance glandulaire colorée en rouge. Ce lacis intra-acineux se continue avec la matière contenue dans les canaux. Il n'existe plus une cellule pancréatique nettement différenciée ; toutes sont confondues, aplaties, sans noyau appréciable.

En résumé, chez ce chien, malgré la suppression fonctionnelle, histologiquement prouvée, des cellules du pancréas, nous n'avons pas constaté de glycosurie. Grâce à une suralimentation, il est parvenu non seulement à combattre les troubles de nutrition, mais encore à augmenter légèrement de poids.

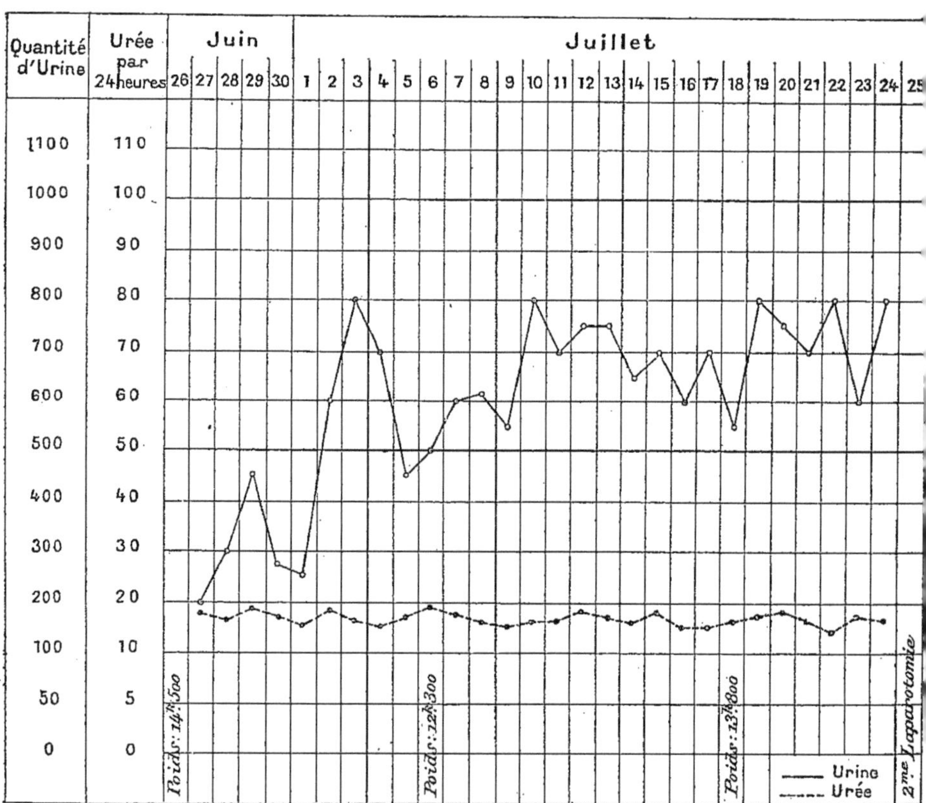

Expérience n° 9.

Injection de bitume de Judée. — Glycosurie, azoturie, troubles nutritifs profonds. — Retour à l'état normal. — Section du pancréas entre deux fils de soie, glycosurie intermittente et azoturie. — Mise à mort. — Lithiase pancréatique.

Chien, poids 18 kil. 500 subit, le 9 juillet 1891, la résection des canaux et l'ablation de toute la portion verticale du pancréas après injection dans le canal de Wirsung de 3 cc. d'un mélange de bitume de Judée et d'essence de térébenthine, stérilisé à l'autoclave à 120° pendant 20 minutes.

Pendant les 24 heures qui suivent l'injection, l'animal reste comme une masse inerte (beaucoup de chiens, après intervention sur le pancréas, section, résection, ablation totale et injections, tombent dans le collapsus et meurent). Le 10 et le 11 juillet, il se lève, mange un peu. L'urine, en faible quantité, renferme de fortes proportions de sucre (49 gr. 25 et 32 gr. 75).

Le 12 *juillet,* l'animal offre un abattement extrême, son train postérieur est paralysé, il refuse tout aliment. L'urine ne renferme pas de glucose. Jusqu'au 15 juillet, c'est-à-dire six jours après l'opération, l'animal ne mange pas. La plaie abdominale n'est pas cicatrisée. L'animal a maigri de 2 kil. 500 gr. Les jours suivants, une légère amélioration se montre. Le chien se lève, boit et mange avec avidité ; mais tout son poil tombe, les sutures péritonéales ont cédé, et l'épiploon, les intestins, font hernie. De nouvelles sutures à la soie sont faites.

Le 26 *juillet,* les selles sont décolorées, graisseuses. Voracité extrême, qui dure jusqu'à la mort de l'animal. (Alimentation, 2 kilog. environ de viande et de pain). Pas de sucre.

Le 1er *août,* l'animal pèse 14 kil. 500 gr. ; il est squelettique.

A partir de cette date, amélioration progressive, en effet, il pèse le 25 août 16 kil. 200, le 30 août 16 kil. 800, le 10 octobre 17 kil. 900.

Le 16 *octobre* (poids 18 kil.), *deuxième laparotomie* sur la ligne médiane. Section simple, entre *deux fils de soie,* du pancréas sclérosé, au niveau de la concavité duodéno-stomacale. Glycosurie légère (9 gr. 75) pendant 24 heures. Alimentation (pain, 1 500 gr., avec 300 gr. de viande). Pas de sucre.

Le 19 *septembre,* apparition de sucre dans les urines, en petite quantité (5 gr. 40 par litre). Jusqu'au 24, c'est-à-dire pendant quatre jours, glycosurie légère.

Le 24 *septembre* nous mettons l'animal à mort.

Au niveau de la portion pancréatique adhérente existe un gros foyer de péritonite enkysté. L'incision fait tomber sur une poche purulente dans laquelle nagent, au milieu d'un pus teinté par le sang, les deux fils de soie placés lors de la deuxième intervention. Tous les organes voisins, foie, anses intestinales, adhèrent intimement à ce foyer suppuré, dans lequel viennent aboutir les reliquats des deux parties horizontale et verticale; elles forment une équerre, au sommet de laquelle aurait été placé l'abcès. La première, d'une étendue de 4 centimètres, est ramenée sur elle-même; elle offre une coque fibreuse très épaisse. Si on l'incise, on voit que le parenchyme est réduit à une forte trame conjonctive limitant des amas de bitume de Judée. Toute trace d'acinus a disparu. A l'extrémité inférieure de la deuxième portion, dans cette partie qui répond immédiatement au canal de Wirsung, existe un débris de parenchyme gros comme une fève. Il est dur, fibreux aussi, mais renferme des acini encore nets. Il se continue avec la partie injectée. Les canaux pancréatiques principaux sont peu dilatés et renferment une multitude de petits calculs extrêmement durs, irréguliers. Leur paroi, épaissie, est blanche (on dirait la coupe d'une artère de moyen calibre); sur elle viennent s'insérer les travées conjonctives. Toute la glande détachée pèse 8 gr.; elle est donc ici réduite à un sixième du poids normal. L'estomac est extrêmement dilaté.

Un point extrêmement intéressant mérite d'être relevé dans cette observation : c'est l'apparition de la glycosurie finale. Elle nous paraissait remettre en discussion l'interprétation que nous avions admise, et nous étions presque certain de trouver, à l'autopsie, un pancréas totalement annihilé. Or, nous ferons observer que c'est dans ce cas seul que le pancréas avait conservé ce poids relativement élévé de 8 grammes, et qu'il nous a été possible de retrouver un peu de glande d'apparence normale. Cette glycosurie finale nous semble donc avoir été le résultat direct de l'irritation provoquée par le foyer suppuré, la péritonite enkystée. L'alimentation composée uniquement de pain pendant les derniers jours, ne paraît pas avoir joué un bien grand rôle, puisque le chien qui fait le sujet de l'*Exp.* 7 soumis au même régime, n'a pas présenté trace de glucose pendant le même laps de temps.

Nous avons essayé par d'autres moyens de détruire le pancréas. C'est ainsi que nous avons essayé les ligatures sur le pancréas, les injections de mercure métallique[1], de baume au xylol,

1. Cl. Bernard, *Leçons de physiologie expérimentale*, 1856, p. 274 : Le « mercure

Exp. 9.

Pl. IV.

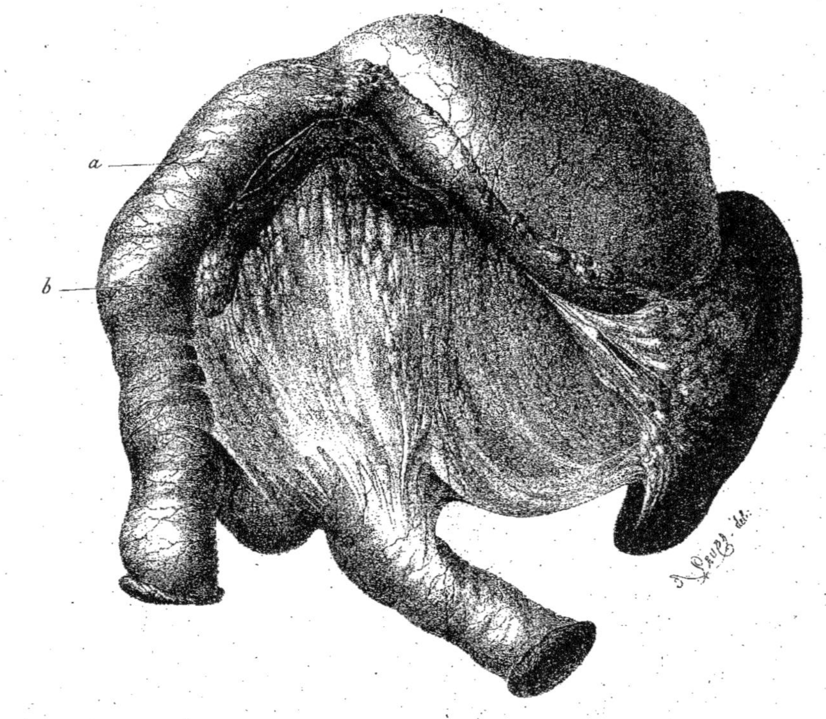

G. Masson Editeur.

Imp. Ed. Bry, Paris.

a... Foyer purulent. — b... Portion saine.

INJECTION DE BITUME DE JUDÉE — LITHIASE PANCRÉATIQUE.

Expérience N° 9.

Abcès juxta-pancréatique — Glycosurie.

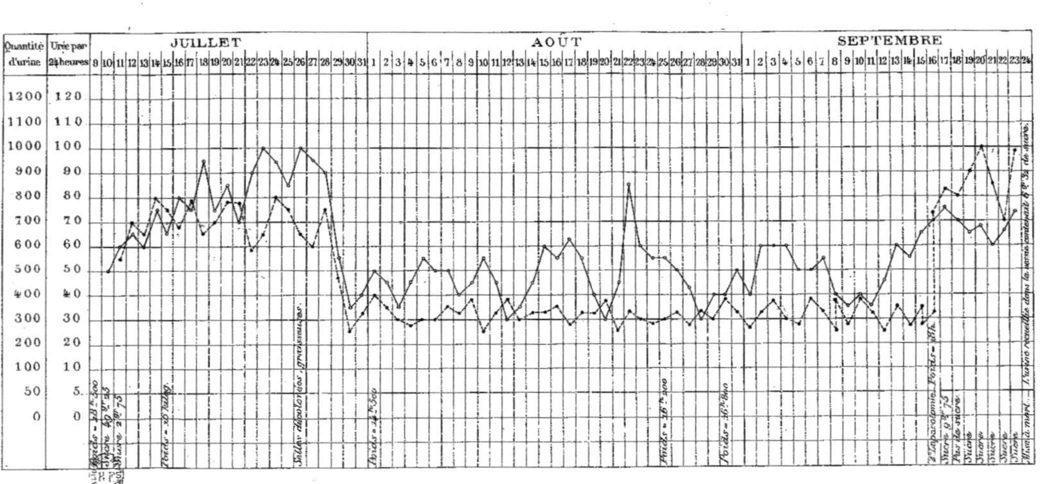

de fuschine, de chlorure de zinc, les suppurations[1] : toutes ces expériences ont donné comme résultat commun l'impossibilité de provoquer la glycosurie si on ne lèse pas le pancréas.

Nous ne donnerons que quelques-unes de nos expériences.

Les ligatures multiples placées sur le pancréas afin d'en amener la sclérose, n'ont amené la glycosurie qu'une fois alors que le pancréas fut sectionné.

Expérience n° 10.

3 *mars* 1891. Chienne de 9 kil. Onze ligatures de soie sont posées sur toute la longueur du pancréas. Résection des canaux pancréatiques. Survie 3 jours. Pas de sucre dans les urines. Suppuration au niveau des fils.

Expérience n° 11.

7 *mars* 1891. Chienne 10 kil. 500. Douze ligatures de soie posées à quelques centimètres les unes des autres. Résection des canaux. Survie 3 jours. A la fin du deuxième jour, apparition de la glycosurie (31 gr. par litre), qui persiste jusqu'à la mort. Les fils avaient sectionné totalement le pancréas en plusieurs points. Péritonite généralisée.

Expérience n° 12.

12 *mars* 1891. Chienne, 4 kil. 500. Sept ligatures de soie sur le pancréas. Résection des canaux pancréatiques. Survie. 10 jours. Pas de glycosurie. Amaigrissement (3 kil. 200). Mort dans le marasme. Pas de péritonite. Pancréas notablement atrophié.

provoque des abcès, péritonites auxquelles l'animal ne tardait pas à succomber. »

1. Frison, Pancréatite suppurée, diabète sucré. Mort. — *Rec. de mém. de méd. militaire*. Paris, 1875, XXXI, p. 262. — *Abeille méd.* Paris, 1875, p. 232-235. — Counnaille (Pancréatite suppurée, diabète sucré), *Mouvement scientifique*. Paris, 1876. — Capparelli, Pancréas à diabète. (*Morgagni*, Napoli, 1883, XXV, p. 459-463. — Harley, *Trans. of the path. Soc. of London*, XIII, 1862, p. 118 (*ont pourtant observé le diabète en cas de suppuration pancréatique*). — Fritz, *Med. Record*, n° 8, 1889 : Des pancréatiques aiguës. Pas de glycosurie. — Langerhans, *Soc. méd. de Berlin*, 4 déc. 1889. — Analyse in *Arch. gén. de Méd.*, t. I, 1890. (Nécrose complète du pancréas. Pas de glycosurie.)

Expérience n° 13.

16 *mars* 1891. Chienne de 5 kil. 500. Onze ligatures de soie. Résection des canaux. Survie 3 jours et demi. Pas de sucre dans les urines. Gangrène annulaire du duodénum.

Expérience n° 14.

18 *mars* 1891. Chien 9 kil. Huit ligatures de soie. Survie de 10 jours. Pendant les cinq premiers jours, polyurie, polyphagie, amaigrissement (7 kil. 100). Pas de glycosurie. Le pancréas est hypertrophié, mou, entre les ligatures. A leur niveau, il est dur, scléreux. La muqueuse duodénale est violacée.

Expérience n° 15.

Injection de 1 cc. et demi de mercure métallique. — Ligatures des canaux pancréatiques. — Résection de la portion duodénale du pancréas. — Pas de glycosurie.

Le 20 *mai* 1891, chez un chien adulte du poids de 8 kil. 500, on injecte dans le canal de Wirsung, après ligature du canal accessoire, 1 cc. et demi de mercure. Toute la partie verticale est abrasée.

Quelques jours après l'opération, l'animal va tout à fait bien. Il n'a ni glycosurie, ni polyurie. Il mange et boit très peu.

29 *mai*. — Nous mettons l'animal à mort pour nous rendre compte de la façon dont s'était distribué le mercure dans le parenchyme glandulaire. Le pancréas est volumineux, mou. Le canal de Wirsung, dilaté, rempli de mercure, n'est pas rétabli; sur toutes les coupes, on fait sourdre, par simple pression, une multitude de petits globules mercuriques. La portion splénique conservée (8 cent.) présentait cette infiltration en tous ses points.

Au moment de la mort, l'animal ne pesait plus que 7 kil. 200 gr. Les urines n'ont jamais réduit la liqueur de Fehling.

Expérience n° 16.

Injection d'un centimètre cube de mercure métallique. — Résection de la portion verticale du pancréas. — Glycosurie et albuminurie passagères.

Le 21 *mai* 1891, sur un chien adulte du poids de 10 kil. 500, on injecte 1 cc. de mercure métallique, et on extirpe la portion duodénale du pancréas.

Pendant que l'on dégage la canule introduite dans le canal de Wirsung, un globule métallique gros comme un pépin d'orange est tombé dans la cavité abdominale.

22 *et* 23 *mai.* — Glycosurie (40 et 19 gr. par jour). Albuminurie, mais ni polydipsie, ni polyphagie.

1er *juin.* — Plaie cicatrisée. L'animal dévore (1 kil. 500 de viande de cheval par jour).

14 *juin.* — Poids 12 kil. Ni glycosurie, ni azoturie (15 à 17 gr. d'urée par jour).

17 *juin.* — Poids 14 kil. 320 gr. *Deuxième laparotomie.* Malgré des tentatives répétées, on ne peut attirer en dehors le pancréas, dur, scléreux, diminué de volume. La rate, l'épiploon, l'estomac, le duodénum sont tiraillés pendant ces manœuvres.

Le globule de mercure, qui, lors de la première opération était tombé dans la cavité péritonéale, est trouvé enkysté dans la masse épiploïque.

Pendant les jours qui suivent cette opération, les urines ne contiennent pas trace de sucre. Le 25 juin, le chien est revenu à son état normal.

17 *juillet.* — *Troisième laparotomie.* Ablation totale. Poids de l'animal 14 kil. 320 gr.

Le pancréas a repris ses caractères normaux; il ne contient plus de trace de mercure. Jusqu'au 21, le chien est en excellent état; il mange bien, boit sans excès et est assez gai.

Le lendemain, on le trouve dans sa cage, ensanglanté; il avait le ventre ouvert. Meurt dans la nuit du 22.

DATES.	QUANTITÉ D'URINE.	URÉE		SUCRE		POIDS de l'animal.	ALIMENTATION.	OBSERVATIONS.
		par litre.	par 24 h.	par litre.	par 24 h.			
							Viande.	
18 juillet.	300	20,17	6,05	4,50	4,35	14k320	500 gr.	
19	600	20,17	12,10	13,50	8,10		700	
20	350	23,95	8,38	6,75	2,36		100	Plaie cutanée béante.
21	250	2,52	0,63	Traces.			»	Pendant la nuit a arraché son pansement. Éventration.
22	100	5,04	0,50	Traces.			»	Meurt dans la nuit.

A l'autopsie, on constate une péritonite généralisée, ayant son point de départ dans le grand épiploon qui était sorti de la cavité abdominale.

Expérience n° 17.

Ablation de la portion verticale du pancréas. — Injection de noir de fumée (charbon). — Pancréatite suppurée.

Chez un chien du poids de 7 kil. 500, nous pratiquons, le 23 mai 1891, la résection de toute la partie pancréatique verticale, et nous injectons dans le canal de Wirsung 4 cc. d'huile de vaseline tenant en suspension du noir de fumée. Le charbon avait été, auparavant, mêlé à une culture pure de staphylocoque doré, puis séché lentement.

24 *mai.* — L'animal reste abattu; il mange 150 gr. de viande environ, et boit peu. L'urine, 200 gr., contient du sucre en assez notable proportion (18 gr. 04 par litre), pas d'albumine.

25 *mai.* — Boit avec avidité l'eau qu'on lui présente. Mange 400 gr. de viande. Reste affaissé dans un coin de sa cage. Traces de sucre dans l'urine.

26 *mai.* — Urines : quantité 600 gr. Ni sucre, ni albumine. Urée, 14 gr. 09 par litre.

27 *mai.* — Abattement extrême. Refuse tout aliment. Polydipsie. Urines, 450 gr. Urée 11 gr. 52 par litre. Pas de sucre.

28 *mai.* — Ne se lève plus. Marasme.

29 *mai.* — Meurt dans le collapsus. Pas de vomissement.

Autopsie. — Pas de péritonite généralisée. Au niveau de la portion abrasée, on trouve un foyer de suppuration enkysté entre le duodénum, le foie, les anses intestinales voisines et les feuillets péritonéaux. Le pus est bien lié, jaune verdâtre. La portion pancréatique laissée en place est dure au toucher, augmentée de volume. Des sections y font constater une multitude de petits abcès, formés d'un mélange de pus et de charbon. Les canaux pancréatiques dilatés sont remplis d'une bouillie purulente noirâtre. La glycosurie précoce observée chez ce chien ne tient nullement à la suppuration pancréatique, mais à l'ablation partielle, ainsi que le prouvent nos autres expériences.

Expérience n° 18.

Injection de 2 centimètres cubes de mercure. — Résection de la portion duodénale du pancréas. — Albuminurie. — Hémorrhagies intestinales. — Mort.

Le 26 mai 1891, chez un chien adulte, du poids de 10 kil., on injecte 2 cc. de mercure métallique dans le canal de Wirsung. Un fil de soie est jeté sur le canal accessoire. On résèque toute la partie duodénale du pancréas.

Les jours suivants, pas de glycosurie. L'animal boit, mange bien, sans voracité. Il diminue de poids : le 4 juin, il ne pèse plus que 8 kil.

6 *juin*, c'est-à-dire 12 jours après l'opération, l'animal refuse toute nourriture. Il est triste, abattu. L'urine, rare (20 gr. en 24 heures), renferme une grande quantité d'albumine, mais pas de sucre. Les selles sont sanglantes.

8 *juin*. — Les urines restent albumineuses, non glycosuriques. Abattement extrême. Refuse toute nourriture, toute boisson. Mort dans la nuit.

A l'*autopsie*, on constate que la portion splénique du pancréas a plus que doublé de volume ; elle est blanche, d'une friabilité extrême. En plusieurs points le pancréas est ulcéré, ramolli ; ces ulcérations ont permis au métal inclus dans la glande de s'écouler dans le péritoine.

On trouve, en effet, entre les anses intestinales une grande quantité de globules miliaires de mercure. Tout le pancréas est transformé en un tissu peu dense, diffluent par places. Ces points ramollis contiennent du mercure entouré d'un pus blanchâtre. Examinée au microscope, cette substance ramollie est formée de cellules pancréatiques déformées et de globules blancs sans micro-organismes. Par la section, on fait sourdre de tous les points de la glande une infinité de petits globules métalliques ; les canaux excréteurs, les acini, en sont bourrés.

En résumé, malgré cette énorme altération, la glycosurie ne s'est montrée à aucun moment. L'albuminurie, les hémorrhagies sont dues à l'intoxication mercurielle, qui avait amené une congestion extrême des reins et des eschares dans le gros intestin.

Expérience n° 19.

Injection dans le canal de Wirsung de 4 centimètres cubes de chlorure de zinc déliquescent. — Résection de la portion duodénale du pancréas. — Pas de sucre.

Un chien du poids de 6 kil. 950 subit, le 27 mai 1891, l'ablation partielle et une injection de 4 cc. de chlorure de zinc déliquescent.

Quelques heures après, l'animal se réveille, urine un peu (pas trace de sucre).

Il meurt tout à coup, 17 heures après l'opération.

A l'autopsie, la glande pancréatique est trouvée réduite de volume, aussi dure qu'un morceau de bois. Tous les vaisseaux sont thrombosés. Les canaux excréteurs sont oblitérés.

Expérience n° 19 *bis*.

Injection de 4 centimètres cubes de chlorure de zinc à 5 p. 100. — Mort subite quinze heures après l'intervention. — Apoplexie pancréatique.

Sur une chienne du poids de 11 kil. 500, on pratique, le 28 mai 1891, dans le canal de Wirsung, une injection de 4 cc. d'une solution de chlorure de zinc à 5 p. 100. Auparavant, on avait jeté une ligature de soie sur le canal accessoire.

Quatre heures après l'opération, l'animal s'éveille, essaie de se lever, mais titube. Il ne cesse de pousser des plaintes, des cris aigus. A chaque instant, il est pris d'efforts de vomissements extrêmement violents.

A 10 heures du soir, c'est-à-dire 15 heures après l'opération, l'animal se lève et meurt tout d'un coup, sans convulsions, sans agonie.

A l'autopsie, il est impossible de retrouver trace du pancréas injecté. A sa place existe un caillot sanguin, noirâtre, facile à désagréger, au centre duquel on ne retrouve comme vestiges de la glande que les vaisseaux pancréatiques principaux, qui sont durs, comme injectés par une matière sèche, purulente. La glande avait littéralement éclaté.

Les urines de l'animal, examinées pendant la vie et après la mort, ne contenaient ni sucre ni albumine.

Nous rapprocherons de cette expérience l'observation suivante, que nous avons recueillie cette année.

Douleurs épigastriques. — Apoplexie pancréatique.

R..., Armand, jardinier, âgé de 29 ans, entre le 27 octobre 1891 à midi, à l'Hôtel-Dieu. Son état grave le fait immédiatement admettre et on le couche dans le service de notre maître M. Lancereaux, salle Saint-Denis, n° 28.

Quoique extrêmement faible, il nous donne d'une voix éteinte les renseignements suivants : Hier, après une journée de travail (il avait arraché des pommes de terre), il rentre chez lui en excellente santé.

Il se met à table, dîne de bon appétit (un hareng saur, des œufs, du pain et du vin). Deux heures après, il frissonne, ses extrémités sont froides, il a les jambes brisées, il se couche. Pendant toute la nuit, il éprouve dans l'épigastre des tiraillements, des coliques revenant par crises, se roulant dans son lit et poussant des cris. Il se plaint d'étouffer et dit sans cesse qu'il va mourir. Dans l'intervalle, le sommeil est tranquille, sans cauchemars. Pas de vomissements, mais nausées. Pas de diarrhée. Urines abondantes.

Le matin, pas d'amélioration. Soif très vive. Il mange néanmoins deux œufs et un bol de soupe. Les sensations de froid, de courbature, d'anéantissement ne cessant pas, il se fait transporter à l'Hôtel-Dieu. Nous l'examinons aussitôt. C'est un homme vigoureux, bien musclé, de taille moyenne. La face est pâle ; les traits sont tirés, contractés par la douleur. Les yeux sont ternes, enfoncés dans l'orbite. Le nez est pincé, effilé. Les oreilles, les lèvres sont livides. Toute la peau est froide. Les mains, les pieds sont glacés. La faiblesse est telle qu'il ne peut se tenir debout. Il porte les mains vers l'épigastre, qui est le siège de douleurs intenses. Nausées, mais pas de vomissements. On place autour de lui des boules d'eau chaude ; on promène des sinapismes sur les membres et on lui fait prendre quelques gorgées de rhum.

A peine était-il couché depuis un quart d'heure, qu'il demande à aller à la garde-robe. Il se plaint de contractions douloureuses à l'épigastre et à l'anus. Tout à coup, après un effort de défécation, il s'affaisse : on le recouche. Il meurt quelques minutes après, sans pousser un cri, sans exhaler une plainte, dans l'immobilité la plus complète. La respiration devient rare, le cœur s'affole. Pas de miction.

Autopsie. — Individu très bien bâti, non amaigri, masses musculaires très développées. Pas d'œdème des extrémités ni de taches ecchymotiques sur la peau. Pas d'ecchymoses sous-conjonctivales.

On sonde le cadavre, on retire quelques gouttes d'urine : l'urine ne renferme pas de sucre.

Cavité thoracique. — Pas de liquide dans les plèvres.

Poumons. — Crépitent parfaitement. Ni emphysème, ni ecchymoses sous-pleurales ; pas de noyau d'apoplexie. Légère congestion aux bases. Un morceau de poumon plongé dans l'eau surnage parfaitement. Le poumon droit est un peu congestionné à la base.

Péricarde. — Pas de liquide.

Cœur. — *Ventricule gauche* légèrement hypertrophié renferme des caillots noirâtres. La valvule mitrale paraît saine. — *Ventricule droit* bourré de caillots noirs. Dans son ensemble, le cœur rappelle un peu la forme en gibecière. Il est légèrement surchargé de graisse. Valvule tricuspide non altérée.

Aorte parfaitement souple, sans trace de lésions; valvules aortiques non altérées. Aorte thoracique parfaitement saine.

Cavité abdominale. — Les muscles de la paroi ont leur apparence normale. Pas de surcharge graisseuse. Pas trace de liquide dans la cavité abdominale.

En relevant le grand épiploon et l'estomac, on aperçoit une masse volumineuse, noirâtre, allongée dans le sens transversal, et qui donne l'impression d'un gros caillot sanguin.

Lorsqu'on a détaché l'intestin, on s'aperçoit que le foyer hémorrhagique est uniquement formé aux dépens du *pancréas,* presque tout le parenchyme est intéressé. La masse a une longueur de 21 centimètres, une largeur de 10 centimètres. Au niveau de la tête, cette largeur est de 8 centimètres. A l'incision, le pancréas ne présente plus qu'une masse sanguine, sans traces de lobule, excepté au niveau de la tête, où le parenchyme est à peu près conservé; mais les îlots sont séparés les uns des autres par des dilatations vasculaires énormes.

Le tronc cœliaque, les grosses branches qui en partent ainsi que les rameaux artériels qui se distribuent à la tête du pancréas ne sont pas oblitérés. L'artère et la veine spléniques sont libres dans toute leur étendue. Il a été impossible de suivre, dans le pancréas, le canal de Wirsung.

Estomac. — Légèrement distendu, est rempli d'aliments (lait, œufs) réduits en bouillie, indiquant une indigestion touchant à sa fin.

L'estomac présente quelques petites taches ecchymotiques, mais pas d'ulcération.

Rate. — Aspect normal (120 gr.); couleur et volume normaux.

Foie. — (1 770 gr.) contient une bile parfaitement liquide, jaune verdâtre. Pas de calculs ni de pus. Le canal cholédoque est libre dans tout son trajet. La surface lisse du foie est décolorée, légèrement jaunâtre, de dimensions et de consistance normales. La coupe reproduit l'impression que donne l'aspect extérieur. C'est un foie tout à fait décoloré, non graisseux.

Intestin grêle. — Aucune altération : à la surface, tout l'intestin est rosé, carminé; vaisseaux manifestement congestionnés. Cette lésion s'étend à toute la longueur de l'intestin grêle. La muqueuse est saine, non ecchymotique au niveau du mésocôlon transverse; la paroi est noirâtre dans son voisinage avec le pancréas.

Le *gros intestin* n'a pas ses artérioles dilatées. La muqueuse est normale.

Reins. — Fortement congestionnés. La capsule, par places, se détache difficilement et enlève des lambeaux de parenchyme. Les substances corticale et pyramidale ont leur épaisseur normale. Les glomérules sont extrêmement apparents, tandis que la substance intermédiaire est tranchée par sa décoloration.

Cerveau. — Aucune altération à la surface. Les méninges se détachent parfaitement. La coupe (Pitres-Flechsig) montre une substance parfaitement normale.

Sur des coupes histologiques, on constate, dans les points les moins altérés, une congestion énorme de tous les vaisseaux capillaires et une dissociation avec atrophie des éléments cellulaires. Des coupes transversales du corps de l'organe profondément modifié montrent la vacuité du canal de Wirsung, le farcissement des vaisseaux par des globules sanguins et l'intégrité de la paroi. Les cellules pancréatiques, dissociées, détruites, se colorent mal et ont perdu leur ordination.

Expérience n° 20.

Pancréatite suppurée. — Mort au dix-huitième jour. — Troubles nutritifs profonds. — Pas de sucre. — Azoturie.

Le 21 juillet 1891, on pratique sur un chien adulte, du poids de 17 kil. 550, la résection de la portion verticale du duodénum. Injection de 4 cc. et demi de noir de fumée (charbon).

22 et 23 juillet. — Glycosurie (19 gr. 25 et 5 gr. 75 de sucre).

24 juillet. — Traces de sucre le matin, disparition dans l'après-midi.

1er août. — L'animal va bien. Mange de 800 à 1 300 gr. de viande de cheval. Urines: la quantité varie de 550 à 650 gr., avec 25 et 40 gr. d'urée par 24 heures. Poids, 15 kil. 500.

2 août. — L'animal ne peut se lever; il est couché sur le flanc. Jusqu'au 8 août, jour de la mort, l'animal n'a absolument rien pris, ni boisson ni viande. On recueille chaque jour quelques grammes d'urine ne contenant pas de sucre et quelques grammes d'urée (5 gr. 04 à 8 gr. 12 par litre). Amaigrissement extrême. — Au moment de la mort, il ne pèse plus que 12 kil. 250, ayant ainsi perdu en 19 jours 5 kil. 250. L'urine recueillie dans la vessie ne contenait ni sucre, ni albumine, ni pigments biliaires.

Autopsie. — Plaie parfaitement cicatrisée. Pas de péritonite généralisée ou partielle autour du pancréas. Pas d'ictère. Le pancréas est réduit de volume, dur; sa surface est noirâtre. Il mesure 16 centimètres. Au niveau de l'abouchement du canal de Wirsung, entre la glande et l'intestin, foyer purulent verdâtre, gros comme un noyau de cerise. Au milieu du pus, on retrouve les fils de soie placés sur les canaux pancréatiques. Sur toute sa longueur, le canal principal est rempli de pus. La glande, complètement infiltrée de charbon, présente en outre de nombreux foyers de pus qui s'avancent jusqu'à la superficie, sans faire saillie au dehors.

Rate petite. — Foie volumineux (670 gr.). Vésicule biliaire distendue par une bile jaunâtre. L'estomac, les intestins, ne contiennent qu'un mucus blanchâtre.

CHAPITRE III

SECTIONS DES PANCRÉAS NORMAUX ET SCLÉROSÉS ABLATIONS PARTIELLES

Les sections de pancréas normaux nous ont donné un résultat auquel, certes, nous ne pouvions nous attendre, si nous nous en rapportions aux auteurs qui avaient expérimenté avant nous sur le pancréas. Tous, ou presque tous, en effet, sont d'avis que l'ablation partielle, l'ablation de la portion verticale surtout, n'amène jamais la glycosurie.

SECTIONS. — *Pancréas normaux.* — Une chienne dont le pancréas fut sectionné complètement en deux endroits eut une glycosurie qui dura jusqu'à la mort, arrivée dans le cours du 6e jour. Ce résultat est d'autant plus intéressant à constater, que la chienne mourut de péritonite consécutive à une gangrène annulaire du duodénum. Or, très souvent, dans ces conditions (influence de la fièvre sur la glycosurie), les animaux, après l'ablation, même totale, n'ont pas de glycosurie.

Expérience n° 21.

Ablation partielle (résection de toute la portion duodénale y compris la partie d'où naissent les canaux pancréatiques, 9 centimètres environ). — Diabète maigre, glycosurie, polyurie, amaigrissement.

Chienne, poids, 8 kil. 150, subit, le 16 avril 1891 au matin, l'ablation partielle du pancréas. Elle meurt dans le courant du sixième jour après l'opération. Le tableau suivant résume les phénomènes observés :

DATES.	QUANTITÉ D'URINE.	URÉE par litre.	URÉE par 24 h.	SUCRE par litre.	SUCRE par 24 h.	POIDS de l'animal.	OBSERVATIONS.
		gr. c.	gr. c.	gr. c.	gr. c.	kil. gr.	
16 Juillet.	100 gr.	14,09	1,40	30,00	3,00	8,150	Apparition du sucre 10 h. après l'opération.
17	450	10,24	4,61	25,00	11,25		Refuse la viande. Boit un peu de lait. Polydipsie.
18	500	16,65	8,32	14,00	7,00	7,500	Mange un peu de viande (18 gr. environ).
19	700	14,09	9,86	6,00	4,20		Selles sanglantes. Reste dans un coin de sa cage toute la journée. Boit sans cesse.
20	250	19,21	4,80	2,00	0,50		Amaigrissement énorme, vomissements muqueux. Diarrhée sanguinolente.
21	80	17,93	1,43	»	»	6,200	Meurt tout à coup en descendant de sa cage vers 3 h. du soir.

Autopsie. — Plaque noirâtre annulaire du duodénum au niveau du point d'abouchement du canal de Wirsung. La muqueuse duodénale est très fortement congestionnée. Pas de perforation.

Le péritoine contient un liquide clair sanguinolent, en petite quantité. La portion splénique du pancréas est indurée.

Pancréas sclérosés. — Dans le chapitre précédent, nous avons mentionné tous nos cas de glycosurie consécutifs à des sections et résections partielles de ces pancréas fonctionnellement annihilés, réduits au 1/15ᵉ, au 1/20ᵉ de leur volume, et ne présentant plus, microscopiquement, de cellules normales. Or, en admettant même que nos investigations eussent été mal faites, on peut se demander pourquoi le diabète n'apparaît pas lorsque la glande totale atrophiée ne représente plus le 1/10ᵉ, le 1/15ᵉ et même le 1/20ᵉ de la glande normale. Or, et c'est là le point capital, il suffit de couper ces cordons noirs non vascularisés pour faire apparaître une glycosurie, transitoire il est vrai, mais réelle, et qu'on ne peut véritablement expliquer que par le traumatisme. Nous nous sommes assuré plusieurs fois que des tiraillements continus et très accusés, faits sur le pancréas et les organes voisins (estomac, duodénum, rate, hile du foie), n'étaient jamais suivis de l'apparition de la glycose dans les urines.

Ces glycosuries d'origine périphérique, réflexe, appellent les mêmes réflexions que l'expérience de Cl. Bernard[1], car, à chaque instant, la pathologie complète les données expérimentales. Le diabète nerveux, produit par la piqûre du 4e ventricule, ne se prolonge jamais au delà de quelques jours. Il n'est pas moins vrai que les lésions organiques du même point amènent chez l'homme un véritable trouble permanent et mortel. Les cas de tumeurs du plancher du 4e ventricule, de plaques de sclérose, de kystes ayant produit cette forme de diabète sont nombreux et incontestables[2]. Il en est de même pour les sections et irritations du système nerveux périphérique. L'expérimentation n'amène, le plus souvent, que des glycosuries, des diabètes passagers[3], tandis que la pathologie complète des faits de diabète permanent, d'origine périphérique[4]. Nous ajouterons enfin que Cl. Bernard

1. Cl. Bernard, *Leçons sur la physiologie et la pathologie du système nerveux*, 22e Leçon, 397.

2. Leudet, *Clinique médicale*, 1857. — Griesenger, *Arch. der Heilkunde*, 1859. — Levrat-Perroton, *Th. Paris*, 1859. — Verron, *Th. Paris*, 1863. — Martineau, *Gaz. Hebdom.*, 1861. — Ivan Michael (Cysticerque du 4e ventricule), *Arch. für Klinische med.* 1890. — *Revue des Sc. méd.*, XXXV, 1890, p. 542. « Rien dans les allures de ce diabète ne pouvait faire présager l'existence d'une lésion matérielle du bulbe. » — Brouardel et Richardière, *Ann. d'Hygiène publ. et de méd. légale*, novembre 1888.

3. Schiff : « La section des splanchniques amène la glycosurie. » *Untersuchungen über die zückerbildung in der Leber und den Einflus des Nervensyst. auf die Erzeugung des Diab.*, Würzburg, 1859. — Kulz, Section du sciatique, glycosurie. (*Arch. Pflüger*, 1880, t. XXIV.) — Arthaud et Butte, *Arch. de physiol.*, 1er avril 1888 : « L'irritation prolongée des pneumogastriques amène des symptômes identiques à ceux du diabète. » — G. Sée et Gley, *Soc. Biolog.*, 1888 : « Irritation du bout central du pneumogastrique, amène un diabète azoturique. » — Aubel, *Th. Paris*, 1886.

4. Henrot (de Reims), Tumeur englobant le pneumogastrique droit, diabète intense. — Stanislas Poniklo, Sclérose des ganglions cervicaux du grand sympathique. Diabète. — Percy, Épaississement et induration des ganglions semi-lunaires. — De Fleury, Quatre autopsies avec hypertrophie de l'un des pneumogastriques. — Frerichs, Lésion du trijumeau, glycosurie. (*Ueber den Diabetes*, 1884.) (Tous cités *in Th. Bernstein Kohan*, 1890).

a montré qu'entre la glycosurie et le diabète, il n'y avait qu'une question de degré.

Le phénomène glycosurie transitoire, sans aucune gravité dans un cas, est suivi dans d'autres de toute la série des symptômes redoutables du diabète confirmé. Il y a donc, entre ces deux états, glycosurie passagère et glycosurie persistante, provoqués par un même genre de lésion, traumas pancréatiques d'intensité variable, des rapports si étroits, dont il est possible de suivre dans une sorte de gamme les différents degrés, qu'ils autorisent non seulement un rapprochement, mais justifient une assimilation.

Résections partielles. — Toutes nos expériences d'ablation totale (30) ont été précédées d'ablation de la portion verticale. — Or, presque toujours (8 fois sur 10 au moins), nous avons observé une glycosurie persistant 24, 48 et 72 heures. Une fois, il nous a été donné d'observer toute la symptomatologie du diabète maigre (la glycosurie apparut 10 heures après l'opération).

L'amaigrissement fut énorme, puisqu'en quatre jours l'animal perdit près de 1 kil. 500. A la dernière phase de la maladie, il lui était impossible de se tenir debout.

Expérience n° 22.

Ligature des canaux pancréatiques. — Amaigrissement. — Trois sections du pancréas. — Glycosurie jusqu'à la mort.

Chienne du poids de 14 kilogr., sur laquelle on pratique, le 30 avril 1891 au matin, la résection des canaux pancréatiques. Ni glycosurie, ni polydipsie. Léger amaigrissement.

8 *juin* 1891. — *Deuxième laparotomie.* — Poids 12 kil. 500. Le pancréas, dans toute son étendue, a son aspect blanc pâle. La consistance est molle, normale. Au niveau des canaux liés, on aperçoit un noyau fibreux qui, incisé, fait tomber dans une petite cavité où aboutissent les deux extrémités sectionnées du canal de Wirsung. Les deux fils de soie sont inclus dans cette poche de nouvelle formation. Au-dessus et au-dessous du canal de Wirsung ainsi rétabli dans sa fonction d'excrétion, on place un double fil de catgut. Le

pancréas est sectionné sur la sonde cannelée passée entre la glande et la paroi intestinale : on évite ainsi toute hémorrhagie. La portion splénique est alors attirée entre les lèvres de l'incision abdominale ; sa partie moyenne est sectionnée entre deux fils de catgut. Six heures après l'opération, l'animal se lève, urine 100 gr. Cette urine contient 30 gr. de sucre et 38 gr. 43 d'urée par litre.

L'animal meurt au bout de quatre jours, après avoir présenté une glycosurie constante.

DATES.	QUANTITÉ D'URINE.	URÉE.		SUCRE.		POIDS de l'animal.	ALIMENTATION.	OBSERVATIONS.
		par litre.	par 24 h.	par litre.	par 24 h.			
	gr.	gr. c.	gr. c.	gr. c.	gr. c.	kil. gr.		
9 juin.	250	25,62	6,40	70,00	17,05	12,500		Se lève 6 heures après l'opération. Boit avec avidité.
10	900	32,02	28,82	49,00	44,10		Viande. 250 gr.	Polydipsie. Ne mange que difficilement.
11	450	8,96	4,03	6 00	2,70		Lait. 300 gr.	Refuse la viande. Ne boit que du lait. Marche en titubant. Amaigrissement.
12	40	3,84	1,53	Traces.	»	11,000		Meurt dans la nuit.

Autopsie. — Poids de l'animal, 10 kil. 200. Gangrène annulaire du duodénum. Le pancréas, sectionné, a ses caractères normaux ; il est pourtant un peu plus dense.

M. Rémond[1], par l'ablation de la queue inférieure de la glande chez un chien, obtint une glycosurie qui dura quarante-huit heures. Un autre chien, après extirpation d'un tiers du pancréas, eut un diabète passager et, après la suppression d'un peu plus d'un autre tiers, un diabète *permanent*, mais léger.

Le résultat le plus intéressant, capital pour la thèse que nous soutenons, que nous ont fourni ces sections, ces résections partielles, est l'apparition de troubles nutritifs profonds que rien ne peut expliquer en dehors du traumatisme.

1. Rémond, *Gaz. des Hôpitaux*, 1890, p. 777.

Expérience n° 23.

Ablation partielle. — Glycosurie passagère (trois jours). — Troubles nutritifs. Mort dans le marasme.

Le 18 juillet 1891, un chien adulte du poids de 11 kil. 500 subit la résection des canaux pancréatiques et l'ablation de la portion verticale du pancréas.

19 *juillet.* — Urines, 350 gr. Sucre, 40 gr. 35. Urée, 40 gr. 55 par litre. Il est revenu à l'état normal, sort de sa cage, joue avec les autres animaux.

20. — Urines, 975 gr. Sucre, traces. Urée, 37 gr. 83 par litre. La voracité de l'animal est grande (plus d'un kilogr. de viande), pain, 200 gr.

21. — Urines, 500 gr. Disparition du sucre. Urée, 54 gr. 47 par litre.

22. — Urines, 550 gr. — Urée, 22 gr. 69 par litre.

Jusqu'au 1er août, pas de phénomènes nouveaux. Amaigrissement extrême. Toutes les masses musculaires ont fondu (8 kil. 500). L'animal ne peut se tenir sur son train postérieur. L'urine a varié comme quantité entre 900 et 950 gr., avec 18 à 19 gr. d'urée par 24 heures. Alimentation, de 1 kilogr. à 1 kil. 500 de viande de cheval.

3 *août.* — L'animal ne se lève plus. Il a l'œil éveillé, vif. Il mange avec appétit. Poids, 8 kil. 250. Les selles, non graisseuses, ne donnent pas la réaction de l'amidon avec la teinture d'iode.

6. — La paralysie persiste. La cachexie est extrême. Les os font saillie, les poils tombent en masse. Ulcérations aux cuisses.

7. — On le trouve mort dans sa cage.

Autopsie. — Poids, 8 kil. 250. Toute la graisse du corps a disparu. La plaie abdominale est imparfaitement réunie (peau, muscles). Pas de péritonite. L'estomac renferme une grande quantité d'aliments pris la veille et à peine digérés. L'intestin renferme des matières fécales teintées par la bile.

Le pancréas est rétabli dans sa fonction. Le canal de Wirsung est dilaté. La glande a sa consistance et son volume normaux; elle est molle, et mesure 14 centimètres.

Aucun autre organe n'est altéré.

Chez ce chien, les troubles nutritifs ont donc été extrêmement prononcés et persistants. La mort est survenue dans le marasme. L'amaigrissement, la perte des forces ont été tels, dans les derniers jours de la maladie, que l'animal ne pouvait plus se lever. Lorsqu'on l'appelait et qu'on lui présentait des aliments, il agitait convulsivement les membres, mais ne parvenait pas à se mettre debout. Il avalait avec avidité l'eau et les aliments qu'on lui présentait. Chez lui, la quantité d'azote excrétée fut relativement très élevée; elle fut en effet comprise entre 37 gr. 83 par litre pendant toute la maladie, avec 550 à 900 gr. d'urine par 24 heures. L'ensemble de ces phénomènes rappelle le diabète azoturique. M. Hédon, le premier (p. 355, 356), a observé cette forme de diabète à la suite d'une injection de paraffine dans le canal de Wirsung et *l'extirpation de la portion verticale du pancréas*. Le chien dont il rapporte l'observation, malgré une riche alimentation azotée, une polyphagie excessive, eut des troubles de nutrition de la peau (ulcère, gangrène), des urines abondantes, à densité relativement beaucoup trop élevée par rapport à leur quantité et contenant une forte proportion d'azote. L'urine était aussi très riche en sels et contenait particulièrement des phosphates en grande quantité. Il élimina en moyenne 6 gr. 2 d'acide phosphorique dans l'urine de 24 heures. L'autopsie ne donna aucun renseignement sur les causes de la dénutrition chez cet animal. La portion horizontale du pancréas avait sa consistance et son volume normaux. M. Hédon, après avoir exposé ces faits, se demande si l'on doit voir une relation de cause à effet entre l'opération pratiquée chez cet animal et les accidents qui ont suivi. Le pancréas ne peut être mis en cause : dans les deux cas, il était en effet d'apparence absolument normale; le microscope n'y montra même pas de grosse lésion. Les voies d'excrétion étaient libres. L'injection de paraffine n'y est pour rien, car les mêmes phénomènes existaient dans les deux observations. On est donc forcé de regarder le traumatisme porté sur le pancréas comme la cause de la dénutrition. Ces faits sont à rapprocher de ceux observés par Cl. Bernard[1] : « Les aliments « peuvent être parfaitement digérés, et cependant ne fournir au- « cun principe utilisé par l'organisme. Nous avons maintes fois

1. Cl. Bernard, *Leçons sur le diabète de la glycosurie animale*. (Cours du Collège de France. Paris, 1867, p. 435.)

« observé des phénomènes de ce genre chez des animaux, chez « des chiens qui, à la suite de divers ébranlements amenés par « les vivisections, manifestaient une voracité très grande, la satis- « faisaient largement, digéraient, et faisaient, comme nous avons « pu nous en assurer, du chyme et du chyle, et cependant mai- « grissaient et ne tardaient pas à périr comme d'inanition. C'est « ce qui peut arriver chez les diabétiques, qui digèrent souvent « très activement, mais se nourrissent mal. »

CHAPITRE IV

EXTIRPATION TOTALE DU PANCRÉAS

Les expériences dont nous allons plus loin donner le détail, comme celles de MM. Lépine, Hédon et Gley, vérifient complètement la conclusion à laquelle étaient arrivés MM. von Mering et Minkowski. L'extirpation du pancréas crée d'une façon constante, non pas simplement une glycosurie, mais un diabète, véritable maladie générale, caractérisée par une glycosurie persistante, par l'augmentation de la sécrétion urinaire, de la soif et de l'appétit, et par un amaigrissement extrêmement rapide. Mais que de variations dans la marche du diabète glycosurique qui suit ces lésions pancréatiques expérimentales! Des faits multiples nous sont passés sous les yeux : aussi pouvons-nous affirmer qu'après l'extirpation totale, la glycosurie est tantôt tardive dans son apparition, tantôt interminable dans sa marche; elle disparaît enfin souvent au bout de quelques jours, pour ne plus se montrer.

I. *Technique* (*ablation totale*). — L'opération de l'extirpation du pancréas, suivant la méthode que nous allons exposer, ne présente *aucune difficulté ;* elle assure l'hémostase, prévient la nécrose, évite de placer un grand nombre de ligatures. Elle est basée sur les dispositions anatomiques du pancréas chez le chien. Cet organe comprend en effet, chez lui, trois portions : deux sont mobiles, enveloppées de feuillets péritonéaux, ce sont les portions duodénale verticale et splénique horizontale. Elles sont réunies l'une à l'autre par le corps de la glande, qui est enclavé dans l'anse duodéno-stomacale, dans une étendue de 6 à 7 centimètres environ. Elle constitue la région dangereuse, car elle contracte avec l'intestin des rapports intimes, dus aux canaux pancréatiques et aux nombreux vaisseaux communs à ces trois organes : Pancréas — Estomac — Duodénum.

Aux deux extrémités, d'une façon constante pour l'inférieure, arrivent des vaisseaux dont le calibre est extrêmement variable suivant les sujets.

Dans une première opération (laparotomie dans le flanc droit), on ligature entre deux fils de soie le canal de Wirsung, et on le résèque (quelques millimètres). On pose un double fil de soie sur le canal accessoire, à 2 centimètres environ au-dessus de ce premier canal. Puis, pour rendre l'opération plus facile, on enlève toute la portion verticale du pancréas. Pour cela, on place un fil de catgut sur le paquet vasculaire qui aborde la glande, un autre sur le pancréas, au-dessous du canal de Wirsung. On coupe le parenchyme immédiatement au delà des deux fils. Les feuillets mésentériques sont détachés par traction, avec les ongles, aussi près qu'il est possible du tissu pancréatique. Rarement une artère donne : en ce cas, il suffit de la pincer et de la tordre.

Au bout de 10 à 20 jours, nouvelle laparotomie par une incision sur la ligne blanche. Nous ne dépassons jamais ce délai, car, ou le canal de Wirsung se rétablit, et la glande reprend sa consistance normale, ou la sclérose fait des progrès, et des adhérences intimes des parties voisines, vaisseaux, etc., se produisent. — Le pancréas, diminué de volume, peu vasculaire, friable, se laisse facilement détacher de l'intestin ; il n'a contracté des adhérences solides qu'au niveau de la partie sectionnée, avec le foie, l'épiploon et les intestins. On rompt facilement ces adhérences ; il n'y a pas à s'inquiéter de l'hémorrhagie capillaire qui s'ensuit. Toute la portion splénique saisie entre le pouce et l'index droits est amenée à travers les lèvres de l'incision. On l'isole de ses replis péritonéaux, par traction, par arrachement, section avec les ongles. — Ce temps de l'opération, considéré comme

Pl. V.

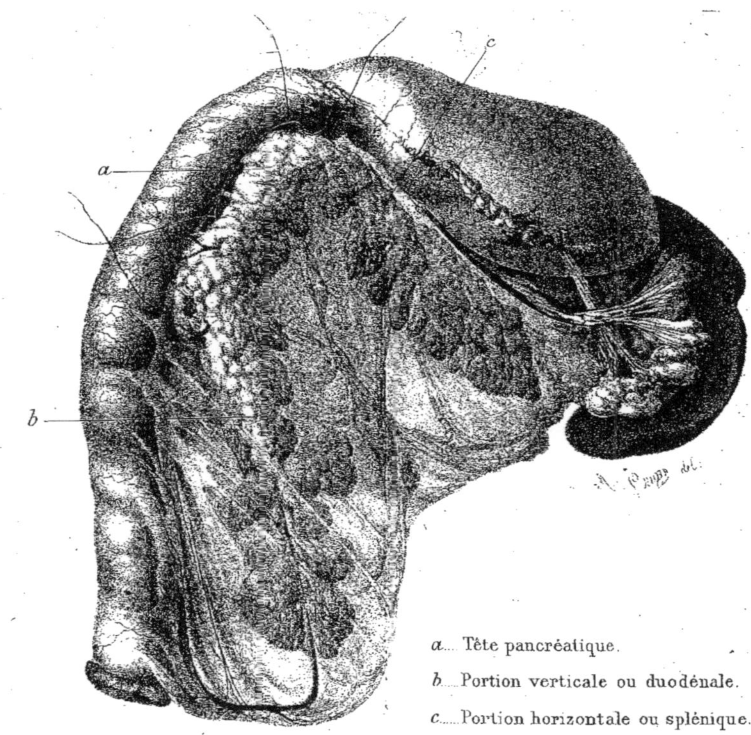

a.... Tête pancréatique.

b.... Portion verticale ou duodénale.

c.... Portion horizontale ou splénique.

G. Masson Editeur

Imp. Ed. Bry, Paris

très difficile par tous les expérimentateurs, est ainsi rendu facile, car on opère loin des vaisseaux spléniques. — Si la queue de la glande reçoit de gros vaisseaux, on jette un fil au delà et on coupe. — Le corps du pancréas peut ainsi être détaché jusqu'au point où il reçoit des gros vaisseaux de l'estomac. Avec une aiguille courbe, on passe un double fil entre l'intestin et le pancréas. L'un est lié au-dessous du pancréas, au ras de l'intestin, vers le duodénum, l'autre vers l'estomac (Planche VI). Il ne reste plus qu'à couper au-dessus des deux fils. Le pancréas pressé entre les doigts ne donne pas de sang. Dans tous les cas, un ou plusieurs fils de soie jetés sur lui arrêteraient cette hémorrhagie, qui ne peut se produire qu'autant que les vaisseaux gastriques ou duodénaux et les vaisseaux mésentériques n'ont pas été ligaturés ou brisés. Si quelques rares fragments de pancréas restaient adhérents à la concavité stomaco-duodénale, on les broie avec une pince à forcipressure. *Leur maintien n'a pas empêché le diabète de s'établir*. Nous avons pu souvent pratiquer cette ablation complémentaire en ne plaçant que deux à trois fils de catgut.

Si tout le pancréas est conservé, quatre à six ligatures suffisent amplement. — Dans un premier temps, les deux extrémités pancréatiques duodénale et splénique sont relevées et attirées hors de l'abdomen; dans un second temps, on place deux fils sous l'anse formée et on coupe au ras des fils. Si la portion adhérente est très longue, fait rare, on la sectionne d'abord ransversalement entre deux fils de soie ; puis, au-dessous de la partie moyenne de chaque fragment, on passe un double catgut.

Une antisepsie des plus rigoureuses, nécessaire en de telles opérations, a été suivie. Tous les instruments étaient passés au four à flamber ; les compresses de tarlatane et les tampons, bouillis et placés dans le sublimé au 1/1000. La paroi abdominale du chien était rasée, lavée à l'alcool et à l'éther. La veille, les animaux étaient privés de nourriture. Vingt minutes avant la chloroformisation, on leur injectait sous la peau quelques centimètres cubes (1 par 3 kil.) de la solution suivante : Eau, 200 gr. ; chlorhydrate de morphine, 2 gr. ; atropine, 0,20 cent.).

Par cette description, on peut voir que l'opération est réduite à sa plus simple expression. Elle nous a paru plus facile et plus commode que celles pratiquées par MM. Mering et Minkowski et M. Hédon.

Ces premiers auteurs, après avoir rappelé les règles opératoires à suivre pour l'extirpation du pancréas, assurer l'hémostase, conserver la vascularisation du duodénum pour en prévenir la nécrose, observer une rigoureuse antisepsie, conseillent de pratiquer une double ligature de tous les vaisseaux dont la section pourrait donner lieu à une hémorrhagie abondante. — Nous ne ferons que rappeler, pour juger ce procédé, une des phrases de leur mémoire : « *L'opération ainsi pratiquée est toujours difficile; rarement elle est insurmontable.* »

Beaucoup de leurs animaux succombèrent à la gangrène du duodénum, à la péritonite occasionnée généralement par le mauvais état de cicatrisation de la plaie abdominale.

Nos premières ablations totales ont été pratiquées par ce procédé. — Sur 10 chiens, nous avons eu 8 morts immédiates, ou presque immédiates (de 10 à 24 heures après l'opération).

M. Hédon décrit ainsi son procédé :

« Dans une première opération, je mets à nu le canal de « Wirsung, près de son embouchure dans le duodénum, comme « pour faire une fistule pancréatique ; à l'aide d'une canule intro- « duite dans le canal, j'injecte de la paraffine fondue dans la « glande (après avoir lié le canal accessoire). J'extirpe aussi, « ordinairement dans cette première séance, toute la portion « verticale du pancréas, cette opération n'ayant aucune gravité. « Au bout de 8 à 15 jours, j'ouvre de nouveau l'abdomen par « une incision dans l'hypochondre droit (la première incision « ayant été faite sur la ligne blanche), et je pratique l'extirpation « totale du pancréas. Quelques adhérences de la glande avec « l'épiploon et quelquefois avec le bord tranchant du foie sont « facilement détruites. Le pancréas est très altéré, dur, sclérosé, « diminué de volume. Pour pratiquer l'extirpation, on commence « par passer une série de fils de catgut entre le duodénum et la « tête du pancréas, au ras de l'intestin, et on lie aussi tous les

« vaisseaux émanant de l'artère et de la veine pancréatico-duo- « dénale. Cela fait, par une traction soutenue exercée sur le « corps de la glande, on attire vers l'ouverture abdominale « l'extrémité de la queue, et on pose une ligature sur les vais- « seaux spléniques. C'est la partie la plus laborieuse de l'opéra- « tion, car l'organe s'étend très profondément entre les feuillets « du mésentère jusqu'à la rate. Lorsque la glande est très atro- « phiée, à la suite de l'injection de paraffine, le temps opératoire « devient singulièrement plus facile. On lie ensuite les vaisseaux « qui abordent la glande par ses bords supérieur et inférieur; il « n'est nullement nécessaire de lier l'artère et la veine splé- « niques, ainsi que le pensait Cl. Bernard. — L'hémostase étant « assurée par les ligatures multiples que l'on a pratiquées, il ne « reste plus qu'à sectionner en deçà. — Pour empêcher que le « sang qui est retenu dans le pancréas s'épanche dans la cavité « abdominale, on y maintient une ou plusieurs éponges; on peut « aussi, pour éviter cet inconvénient, faire toutes les ligatures des « vaisseaux en double, et sectionner entre les deux, ainsi que le « conseillent Von Mering et Minkowski; mais je pense que c'est « là une complication inutile. Du reste, l'issue d'une petite quan- « tité de sang dans la cavité péritonéale est sans aucune impor- « tance. — Si malgré les nombreuses ligatures il se présente « quelque hémorrhagie en nappe, le long de la concavité du « duodénum, ainsi que cela arrive très souvent, je l'arrête avec « le thermocautère. Nous avons essayé plusieurs fois de répéter « cette méthode. — Le pancréas est diminué de volume, sclérosé « il est vrai; mais il avait contracté de telles adhérences avec « les viscères abdominaux et les replis péritonéaux que son iso- « lement fut très pénible. L'extrémité splénique particulièrement « se soude aux vaisseaux du hile de la rate, et la section de ces « derniers ne peut souvent pas être évitée. »

Les chiens opérés d'après la méthode que nous pourrions appeler méthode d'hémostase par traction, par arrachement, ont survécu de un septenaire à 81 jours (voir exp. 33). Ils ne succombaient pas au traumatisme, mais bien à la maladie créée par l'extirpation du pancréas, ou diabète maigre. Les plaies se sont toujours très mal cicatrisées, suppurant avec les plus grandes facilité et ténacité. Malgré des pansements journaliers faits avec l'iodoforme, la cicatrisation est presque toujours restée imparfaite. A plusieurs reprises même, les sutures péritonéales ont cédé, l'abdomen s'est ouvert.

Chez plusieurs chiens, nous avons pu juger de la façon la plus évidente l'influence de la glycosurie sur la cicatrisation des plaies. Si pendant les premiers jours qui suivent l'extirpation totale, l'animal n'a pas de sucre, la plaie abdominale marche avec rapidité vers la cicatrisation. Dès l'apparition du sucre, les lèvres de l'incision s'entr'ouvrent, la plaie suppure, l'abdomen s'ouvre, une éventration se produit : elle amène le plus souvent la mort. Jamais nous n'avons observé de gangrène du duodénum ni d'hémorrhagie.

II. *Résultats de l'extirpation du pancréas. Mode de début.* — L'apparition de la glycosurie dans l'urine est, dans l'immense majorité des cas, le phénomène initial du diabète, elle suit parfois presque immédiatement l'extirpation. Nous l'avons vu dans un cas apparaître vingt minutes à peine après l'intervention.

Expérience n° 24.

Ablation totale. — Diabète maigre. — Apparition de la glycosurie pendant l'opération. — Coryza purulent.

Chien, poids 14 kil., subit, le 23 juillet 1891, la résection du canal de Wirsung et l'ablation de la portion duodénale. Glycosurie durant les vingt-quatre premières heures. Sucre, 11 gr. 02 ; urée, 10 gr. 8 ; quantité d'urine, 950 gr.

Jusqu'au 14 août, date de la dernière opération, les urines sont examinées chaque jour. Elles varient comme quantité entre 900 et 950 gr., avec 15 et 17 gr. d'urée par jour. Quelques heures avant l'opération, l'urine ne contient pas de sucre. Tout le pancréas, dur, friable, blanc grisâtre, est isolé par traction, deux ligatures au catgut suffisant pour assurer l'hémostase.

A peine l'opération terminée, l'animal se met à uriner ; on examine immédiatement cette urine ; elle réduit fortement la liqueur de

Fehling. Il s'était écoulé entre la section du pancréas et l'émission de l'urine à peine vingt minutes.

Le 14, la plaie est en voie de cicatrisation. Léger écoulement nasal.

DATES.	QUANTITÉ D'URINE.	URÉE.		SUCRE.		POIDS de l'animal.	ALIMENTATION.	OBSERVATIONS.
		par litre.	par 24 h.	par litre.	par 24 h.			
	gr.	gr. c.	gr. c.	gr. c.	gr. c.	kil. gr.		
12 août.	425	2,52	1,07	4,05	1,91	13,500	Viande. 400 gr.	
13	300	78,18	23,45	4,50	1,35		Viande 400 g Lait 500 g	
14	400	100,88	40,35	9,45	3,78	12,000		Coryza purulent.
15	250	88,27	22,06	11,02	2,75			Jetage purulent fétide.
16	300	78,18	23,42	4,45	1,33	10,900		Mort dans la nuit.

L'*autopsie* a permis de constater qu'il ne restait plus trace de parenchyme pancréatique.

Par contre, dans un autre cas, elle n'est apparue que le sixième jour après l'opération.

Expérience n° 25.

Ablation totale du pancréas. — Glycosurie tardive.

Le 11 mai 1891, au matin, on pratique chez un chien blanc tigré du poids de 9 kil. l'ablation totale du pancréas. Une série de fils à ligature est posée entre la glande et l'intestin. On coupe au ras des fils. L'opération a duré deux heures environ.

Le lendemain, l'animal reste abattu. Le deuxième jour, il se lève, boit avec avidité, mais refuse tout aliment. La glycosurie n'apparaît que le septième jour après l'opération ; elle est peu abondante, mais persiste jusqu'à la mort.

La plaie abdominale, malgré des pansements quotidiens à l'iodoforme, ne s'est point cicatrisée. La mort est survenue dans le marasme. (Voir tableau ci-après.)

L'*autopsie* nous a permis de constater que l'ablation avait été totale. Le duodénum, pâle, n'est nullement altéré. L'écoulement de la bile dans l'intestin est parfait. L'examen des différents organes ne rend nullement compte de cette cachexie rapide. Au moment de la mort, en effet, l'animal était squelettique, portait des ulcérations au niveau des pattes; le poil tombait en masse, la peau avait perdu toute élasticité. La plaie abdominale gangrenée ne marquait aucune tendance à la cicatrisation.

DATES.	QUANTITÉ D'URINE.	URÉE.		SUCRE.		POIDS du CHIEN.	ALIMENTATION.	OBSERVATIONS.
		par litre.	par 24 h.	par litre.	par 24 h.			
	gr.	gr. c.	gr. c.	gr. c.	gr. c.	kil. gr.	gr.	
12 mai.	300	20,49	6,14	»	»	9,000	Viande.	Refuse tout aliment.
13	500	10,24	5,12	»	»			Polydipsie.
14	600	6,40	3,84	»	»		400	
15	400	34,58	14,83	»	»		500	Plaie mal cicatrisée. Tous les fils sauf ceux du péritoine ont cédé.
16	350	48,67	17,03	»	»		100	
17	750	26,90	20,17	»	»	8,200	250	Plaie abdominale gangrenée. Selles décolorées, graisseuses.
18	450	19,21	8,64	4,50	2,05	7,400	400	Faiblesse extrême. Selles sanguinolentes.
19	600	16,65	9,96	6,75	4,05		100	Ne peut plus se lever.
20	200	8,96	1,79	5,90	1,18		»	Aspect squelettique.
21	25	15,37	3,84	Traces.	»	6,800	»	Mort.

La proportion du sucre a parfois atteint des chiffres élevés, 60 et 70 gr. par litre; mais, en résumé, la quantité d'urine n'était jamais très élevée; la quantité de sucre, pour les 24 heures, n'a jamais atteint proportionnellement les chiffres que l'on trouve dans le diabète pancréatique de l'homme. Nous n'avons jamais observé de marche nettement définie de cette glycosurie avec ascension puis décroissance. La quantité d'urée éliminée a toujours été considérable. Parfois, lorsque la glycosurie a disparu, il y a crise azoturique.

Expérience n° 26.

Ligature des canaux pancréatiques et ablation de la portion duodénale. — Glycosurie très passagère (38 heures); 22 jours après, ablation totale. — Glycosurie et azoturie intermittentes. — Polydipsie. — Polyurie. — Pas de polyphagie. — Amaigrissement considérable. — Subictère. — Mort au treizième jour.

Chien barbet adulte, pesant 13 kil. 500, subit, le 13 juin 1891, la première opération (résection des canaux pancréatiques et ablation de la portion duodénale du pancréas). Le lendemain, l'animal est revenu à l'état normal. Son urine, pendant les deux premiers jours, contient du sucre en proportion notable (30 gr. le premier jour, traces le 14 juin). Il diminue légèrement de poids pendant les trois premiers jours. Le 16 juin, il ne pèse plus en effet que 12 kil. 900.

Jusqu'au 5 juillet, on n'a observé chez cet animal aucun phénomène anormal. Santé excellente. L'urine, examinée régulièrement chaque jour, n'a pas présenté de modifications notables dans ses quantités et qualités (sucre, urée, etc.).

Le 5 *juillet*, à 8 heures du matin, on pratique l'extirpation totale du pancréas. Poids : 14 kil. 500.

La partie restante de la glande est diminuée de volume, extrêmement pâle, indurée. Pressée entre les doigts, elle s'effrite, s'écrase comme de la bougie ; elle n'est presque plus vasculaire. Aussitôt la tête pancréatique détachée (on pose trois ligatures au catgut n° 2), on a pu faire l'abrasion de toute la portion splénique par simple traction. Il n'y avait aucune adhérence avec les vaisseaux spléniques.

Poids de la partie enlevée. . . . . 18 grammes.
Longueur de la partie enlevée. . . . . 14 centimètres.

Trois heures après l'opération, l'animal urine (sucre en abondance).

Le soir, il se lève et boit avec avidité. On a, dès ce premier jour, mesuré la quantité d'urine, dosé le sucre au saccharimètre et l'urée avec l'hypobromite de soude (appareil Noël).

DATES.	QUANTITÉ D'URINE.	URÉE. par litre.	URÉE. par 24 h.	SUCRE. par litre.	SUCRE. par 24 h.	POIDS de l'animal.	ALIMENTATION.	OBSERVATIONS.
	gr.	gr. c.	gr. c.	gr. c.	gr. c.	kil. gr.	kil. gr.	
5 juillet.	375	13,87	5,20	84,84	31,81	14,500	Viande 250	
6	750	17,6	13,2	63,04	63,04	13,700	0,800	L'animal va très bien.
7	500	22	11,3	18	18		1,000	
8	800	27,9	22,32	41,7	41,7		1,300	On refait quelques sutures abdominales qui ont cédé.
9	2000	18,9	37,8	31,6	31,6	11,500	1,800	Va bien.
10	900	22	19,8	15,75	15,75		0,800	
11	1250	20,1	25	26,50	33,1		0,500	
12	900	18	16,2	16	14,44		0,400	Plaie abdominale non cicatrisée.
13	1100	101	111,1	»	»		0,250	
14	1200	98,35	117,9	»	»		»	Faiblesse extrême; se lève difficilement. Refuse aliments.
15	820	16,3	13,3	18	14,76		0,100	
16	600	13,8	8,28	20	12	11	0,200	
17	325	18,9	5,67	10,5	3,41			Meurt tout à coup à 1 h. de l'après-midi, en marchant.

Autopsie. — Amaigrissement considérable (11 kil.). Plaie non cicatrisée. Pas de péritonite. Toute la masse intestinale est décolorée. On trouve deux petits débris pancréatiques gros comme des têtes d'épingles au niveau de la tête du pancréas. Les portions splénique et duodénale ont été parfaitement abrasées. Adhérences de l'épiploon avec le mésentère et le duodénum de quelques anses intestinales entre elles et avec le foie.

Le *foie* est verdâtre, induré. La *vésicule biliaire* est moyennement distendue. Une très faible pression exercée sur elle fait couler facilement la bile par l'intestin : il n'y a aucun obstacle à cet écoulement intra ou extracholédoque.

La *rate* est plutôt diminuée de volume, ferme.

Les *reins*, les *poumons*, le *cœur* ne présentent rien de particulier.

Puis, apparaissent simultanément les phénomènes fondamentaux de ce diabète expérimental : polyphagie, polydipsie, polyurie et amaigrissement. La voracité des animaux opérés, toujours considérable, égale celle des animaux injectés; ils absorbent deux et trois fois une quantité d'aliments suffisante pour un chien à l'état normal.

Les poids de sucre excrété varient dans des proportions considérables d'un jour à l'autre.

Pour M. Hédon[1], ils oscillent autour d'un certain chiffre pendant une première période de la maladie, atteignent un maximum auquel ils se maintiennent pour longtemps, puis décroissent dans une seconde période. Avant la mort, la glycosurie est faible, puis disparaît.

Malgré l'énorme quantité de nourriture qu'on leur fournit, les chiens maigrissent avec une grande rapidité. L'amaigrissement, qui, chez l'homme, est toujours plus tardif que les autres symptômes et présente de si grandes variétés quant à l'époque de son développement, est ici contemporain des quatre phénomènes décrits plus haut. La maladie commence chez l'animal, comme chez l'homme, par la période de marasme. Toutes les expériences faites (ligatures, sections) permettent d'attribuer à cet amaigrissement une triple pathogénie : à l'absence du suc pancréatique dans l'intestin, à la lésion des filets nerveux et à la glycosurie.

Parallèlement à cet amaigrissement et à l'atrophie des muscles, on observe une perte progressive des forces. Vers la fin de leur maladie, les animaux ne peuvent plus descendre de leur cage, uriner debout, marcher. Toutes les fois que nous avons ajouté aux aliments de nos animaux du sucre, on a pu voir qu'il en passait relativement peu dans l'urine. Jamais tout le sucre absorbé n'a passé dans les urines.

Comme tous les auteurs qui ont étudié cette question avant nous, nous avons constaté non seulement la présence de l'acétone, de l'acide oxybutyrique dans l'urine, mais des phénomènes que nous avons rattachés à l'intoxication diabétique.

Expérience n 27.

Ligature des canaux pancréatiques. — Résection du canal de Wirsung. — Dix-sept jours après, ablation totale. — Diabète aigu. — Intoxication diabétique.

Chien adulte. Poids, 12 kil. 500; subit le 23 juin 1891 la ligature

1. Voir M. Hédon, *Arch. méd. expérim.*, n° 4, 1891.

6

des canaux pancréatiques. Pendant les premiers jours il est abattu, mange peu, diminue de poids. Le 26 juin, en effet, il ne pèse plus que 11 kil. 300. A partir de ce moment, santé excellente. Pas de glycosurie.

Le 10 *juillet*, à sept heures du matin (poids : 14 kil. 500) ; on pratique l'*extirpation totale du pancréas* par le procédé de l'arrachement. On place six sutures au catgut.

Le 12, l'animal se comporte comme à l'état normal, mange bien, court, bondit dès qu'on le met hors de sa cage. Jusqu'au 18, le chien toujours glycosurique est en excellent état; la plaie est presque totalement cicatrisée. Il a maigri considérablement, mais a conservé sa vigueur, sa gaieté.

Le 18 *juillet*, dans l'après-midi, on s'aperçoit que le chien est somnolent, ne se lève qu'avec difficulté. Il boit bien, mange peu.

19 *juillet*. L'animal ne cesse de pousser des cris plaintifs. La voix est faible, enrouée. L'œil est vif, inquiet. La faiblesse est extrême; l'animal s'agite, ne sait comment se mettre, mais s'il se lève ou si on le fait marcher, il titube, chancelle, tombe. Il est à peine couché qu'il se lève aussitôt pour se mettre en un autre endroit. Sa respiration est large, profonde. Refuse tout aliment; pas de selle. Quelques vomissements bilieux.

20 *juillet*. Faiblesse extrême qui le condamne à l'immobilité. Tout à coup, à 8 heures du matin, il est pris d'accès convulsifs. Pendant l'intervalle des crises, tous les muscles sont en contraction. Le chien est couché sur le flanc, les pattes raidies, le cou renversé en arrière à peu de distance de la colonne dorsale. Il est impossible de modifier la position de ces parties. Une écume visqueuse, épaisse, s'écoule sans cesse de la gueule. Les pattes, les oreilles, la peau de l'abdomen sont froides. Si on verse dans la gueule un peu d'eau, l'animal déglutit parfaitement, se lèche; mais à peine quelques minutes se sont-elles écoulées qu'il vomit au milieu d'une crise convulsive intense. A plusieurs reprises, nous répétons cette expérience qui toujours amène une recrudescence dans les phénomènes convulsifs. L'œil reste vif, intelligent. La faiblesse est extrême. Dès qu'on l'approche, l'animal suit des yeux, dresse l'oreille, remue la queue.

Il n'a rendu que 120 gr. d'une urine dont l'analyse a donné les résultats suivants : Elle est très légèrement albumineuse, acide, d'une densité de 1035 ; elle donne la réaction très intense du sucre avec la liqueur de Fehling. On met en évidence l'acétone par la réaction de Legulet, le chlorure d'or. On ajoute à l'urine, étendue de son tiers d'eau, quelques gouttes d'une solution de nitro-prussiate de soude (52 gr. p. 100), préparée sur-le-champ, puis une lessive de soude concentrée jusqu'à réaction franchement alcaline. Il se produit une coloration pourpre, qui passe lentement au jaune citrin. On verse alors quelques gouttes d'acide acétique concentré, de manière que l'acide ne se mêle pas au liquide. A la zone de contact apparaît une coloration cramoisie qui tourne au vert pâle. Par le chlorure d'or, la potasse et la chaleur, on obtient avec cette urine acétonémique une réduction, une coloration franchement noire. Le perchlorure de fer ne donne aucune réaction, il colore simplement l'urine.

Pas de selle. Bave sans cesse.

21 *juillet.* N'a pas uriné de la nuit. Contraction permanente. Inspirations longues, profondes, rares. Extrémités froides. Coma. Ni urine, ni matières.

L'animal meurt à 11 heures, en pleine contracture, sans nouvelle crise épileptiforme.

DATES.	QUANTITÉ D'URINE.	URÉE.		SUCRE.		POIDS de l'animal.	ALIMENTATION.	OBSERVATIONS.
		par litre.	par 24 h.	par litre.	par 24 h.			
	gr.	gr. c.	gr. c.	gr. c.	gr. c.	kil. gr.	kil. gr.	
11 Juillet.	370	7,56	2,79	16,65	6,16	14,100	Viande »	
12 —	750	25,22	18,91	17,55	13,16		0,550	État normal.
13 —	750	19,30	14,47	6,75	5,06		0,950	»
14 —	1100	7,56	8,32	16,65	18,31	13,100	1,500	»
15 —	1250	21,43	26,79	17,10	21,37		1,750	»
16 —	1350	40,35	54,47	36,60	49,41		1,750	»
17 —	1250	27,74	34,67	23,17	28,97	12,500	1,200	»
18 —	1110	15,13	16,79	9,00	9,99		0,800	Plaie presque totalement cicatrisée. Somnolence.
19 —	1500	16,39	24,58	40,00	60,00		»	Gémissements. Faiblesse extrême. Agitation continuelle. Refuse tout aliment. Vomissements.
20 —	850	15,13	12,86	15, 75	13,38	10,000	»	Accès épileptiformes. Contractures permanentes. Refroidissement. Acétonurie.
21 —	120	66,6	7,99	2,5	0,30	9,100	»	Urine prise dans la vessie. (Post mortem.)

Autopsie faite immédiatement après la mort. Poids : 9 kil. 100. La tête est restée renversée en arrière, touchant presque l'échine. Pas d'ictère. Plaie cicatrisée. Le *foie volumineux,* pèse 650 gr. La surface est décolorée, son parenchyme friable. A la coupe, il s'écoule peu de sang; le tissu est décoloré, graisseux. La vésicule est distendue par une bile visqueuse, noirâtre, qui coule parfaitement dans le duodénum.

Il n'y a pas trace de *pancréas.* Toute la masse intestinale blanchâtre, contractée, est revenue sur elle-même. L'*intestin* est rempli par une matière blanche, riziforme. La muqueuse stomacale plissée, décolorée, est recouverte par une couche extrêmement épaisse d'un mucus très épais, très adhérent.

La *rate* est atrophiée, pèse 13 gr.

Les reins pèsent 38 gr. chaque. Substance corticale pâle.

Les *poumons* ne présentent rien de particulier.

Le *cœur* a ses cavités distendues par un sang noir, épais, visqueux, non graisseux.

La *vessie* est très distendue (120 centimètres cubes environ), d'une urine jaune orangé. Pas d'albumine; elle est ictérique, glycosurique et acétonurique.

La proportion de sucre dans le sang se montra très élevée les quatre fois qu'on en fit le dosage. Deux fois, nous avons sacrifié des chiens diabétiques (le chien étant endormi par les injections d'atropo-morphine, le foie fut arraché de l'abdomen) et nous avons pu mettre en évidence, contrairement à von Mering et Hédon, du sucre en proportion notable dans le foie et les muscles. Dans toutes les autopsies, le foie a été trouvé volumineux, pigmenté et graisseux. Dans un cas, la matière grasse représentait 25 p. 100 du poids de l'organe. A plusieurs reprises, nous avons pratiqué, sans obtenir de résultat appréciable, des injections d'antipyrine (2 gr.) à nos chiens dépancréatés.

Marche de la maladie créée par l'extirpation totale. — La glycosurie, dans la plupart des cas, suit la marche indiquée par Mering et Minkowski. Elle apparaît aussitôt après l'opération, et ne disparaît qu'au moment de la mort.

Expérience n° 28.

Ablation totale. — Diabète maigre.

Chienne du poids de 18 kil., subit le 9 mars 1891 l'ablation totale du pancréas. Cette ablation a été faite en posant une double série de ligatures entre la glande et l'intestin.

Apparition du sucre, 12 heures après l'opération.

DATES.	QUANTITÉ D'URINE.	URÉE.		SUCRE.		OBSERVATIONS.	POIDS de l'animal.	ALIMENTATION.
		par litre.	par 24 h.	par litre.	par 24 h.			
	gr.	gr. c.		gr. c.			kil. gr.	
9 Mars.	100	13,87		84,84			18,00	Bouillon 200 gr.
10 —	400	27,9		41,07				Viande 150 gr.
11 —	600	20,1		15,75			15,00	500 —
12 —	720	18,00		63,04	Plaie suppurée, gangrénée. Les fils ont cédé.			200 —
13 —	410	16,3		16,00	Vomissements. Ictère.		13,90	Bouillon 300 gr.
14 —	360	13,8		5,90	Marasme.			»
15 —	100	8,96		Traces.	Mort.		13,100	»

Autopsie. Foie volumineux; bile noirâtre. Péritonite généralisée ayant son point de départ au niveau de la plaie abdominale.

Expérience n° 29.

Ablation totale du pancréas. — Diabète maigre.

Le 5 avril 1891, sur un chien pèsant 7 kil., nous pratiquons une injection de 6 cc. d'une solution alcoolique concentrée de violet de gentiane, et la ligature des canaux pancréatiques. Les urines, les premiers jours, sont colorées en violet, ni albumineuses, ni sucrées.

9 *avril.* Vomissements répétés, colorés en violet.

15. L'animal a repris son aspect normal.

Il n'a ni polyurie, ni polyphagie.

22 *mai. Ablation totale du pancréas.* La glande a sa mollesse normale. Les canaux sont rétablis.

Adhérences extrêmes avec le foie, l'épiploon, les autres anses intestinales. Série de ligatures avec l'aiguille de Deschamps entre le pancréas et l'intestin, puis ligature sur les feuillets péritonéaux. Hémorrhagies abondantes.

Cinq heures après l'opération l'animal urine (50 gr. environ); sucre, pas d'albumine.

DATES.	QUANTITÉ D'URINE.	URÉE.		SUCRE.		POIDS de l'animal.	ALIMENTATION.	OBSERVATIONS.
		par litre.	par 24 h.	par litre.	par 24 h.			
	gr. c.	gr. c.	gr. c.	gr. c.	gr. c.	kil. gr.		
23 Mai.	200	14,09	2,81	71,00	14,20	7,000	Viande. 400	Va bien. Se promène. Polydipsie.
24 —	600	26,90	16,14	51,00	30,60		800	
25 —	1200	42,27	50,72	13,50	16,20		400	Plaie mal cicatrisée. Béante.
26 —	900	30,74	27,75	16,65	14,98	6,700	250	Faiblesse extrême.
27 —	800	17,93	14,34	9,60	7,66		Lait 500	Titube dès qu'il se lève.
28 —	400	12,81	5,12	2,22	0,88		»	Sutures péritonéales ont cédé. Hernie épiploïque.
29 —	350	8,96	3,13	Traces.	»	6,100	»	Péritonite. Vomissements verdâtres.

L'*autopsie* fait constater que l'ablation du pancréas a été complète. Péritonite généralisée ayant son point de départ au niveau de la cicatrice abdominale.

Expérience n° 30.

Ligature des canaux pancréatiques. — Ablation de la portion duodénale. — Dix-neuf jours après, ablation totale. — Diabète maigre. — Glycosurie et azoturie permanentes. — Mort par consomption.

Chien adulte, gris roux, pesant 15 kil., subit le 14 juin 1891 la ligature des canaux pancréatiques. Santé excellente; réunion de la plaie abdominale par première intention. Augmentation de poids.

Le 20 juin, deuxième opération. Ablation totale. Poids 16 kil. 500. Le pancréas est peu sclérosé. Les anses intestinales ont contracté entre elles et avec le foie des adhérences solides. On attaque le pancréas par sa partie splénique. La rate ayant été tirée hors de l'abdomen, on aperçoit l'extrémité pancréatique que l'on isole par simple traction jusqu'au niveau de la tête. Là on pose trois ligatures au catgut, et on sectionne le pancréas. Une artère de la courbure stomaco-duodénale donne un jet considérable, elle est pincée, liée.

DATES.	QUANTITÉ D'URINE.	URÉE.		SUCRE.		POIDS de l'animal.	ALIMENTATION.	OBSERVATIONS.
		par litre.	par 24 h.	par litre.	par 24 h.			
	gr.	gr. c.	gr. c.	gr. c.	gr. c.	kil. gr.	kil. gr.	
21 Juin.	320	17,65	5,64	80	25,60	16,500	»	
22 —	530	20,17	10,69	22,2	11,76		»	Polydipsie. Quelques vomissements.
23 —	750	34,00	25,50	33,30	24,97		Viande 200	
24 —	620	46,65	28,92	42,18	17,71		0,800	Va bien.
25 —	1100	15,13	16,63	11,10	12,10		1,800	Polyphagie.
26 —	1400	23,95	33,35	6,66	9,32	15,000	1,000	Plaie non cicatrisée.
27 —	800	32,78	26,22	9,60	7,68		1,700	
28 —	700	29,00	20,30	Traces.	»		1,500	
29 —	940	12,61	11,85	Traces.	»		0,900	Plaie externe non réunie.
30 —	500	25,22	12,61	2,22	1,11		1,050	
1er Juillet.	850	18,91	16,07	6,75	5,17	14,500	1,450	
2 —	770	42,87	33,10	4,44	3,41		1,000	Amaigrissement extrême
3 —	900	20,17	18,15	9,60	8,64		0,900	
4 —	700	13,87	9,70	11,25	7,84		0,600	Plaie externe non cicatrisée.
5 —	870	6,30	5,48	17,55	14,91		1,700	Descend seul de sa cage.
6 —	900	8,82	7,93	6,66	5,99		0,400	
7 —	650	11,34	7,31	Traces.	»	13,000	0,800	
8 —	780	18,91	13,74	11,25	8,69		1,500	
9 —	1100	16,39	18,02	22,2	24,42		1,600	Somnolence.
10 —	730	18,91	13,80	13,50	9,85		0,950	
11 —	1000	20,17	20,17	10,70	10,70	12,800	1,200	
12 —	1300	22,33	29,02	9,60	12,48		1,100	
13 —	1300	12,61	16,39	6,75	8,77		0,500	Décharné. — Titube.
14 —	660	13,87	9,15	6,75	4,95	12,200	0,950	Laisse ses aliments. Soif intense.
15 —	1000	22,69	22,69	16,65	16,65		0,450	
16 —	500	27,74	13,87	17,55	8,77	11,800	0,350	
17 —	350	22,69	7,94	11,25	3,93		0,300	
18 —	420	27,74	11,65	2,22	0,93		0,250	Abattement extrême.
19 —	280	23,95	6,70	Traces.	»			Ne veut sortir de sa cage.
20 —	300	10,08	3,02	»	»		0,050	
21 —	80	37,83	2,92	»	»	11,000	» »	Refuse tout aliment. Mort à 10 du matin.

Le pancréas a été coupé en plein parenchyme au-dessus des ligatures très serrées; cette petite portion restante a été broyée avec une pince à forcipressure, elle n'a pas, comme on le verra, empêché l'apparition et l'évolution d'un diabète maigre. Deux jours après l'opération, l'animal se lève, boit et mange.

Les suites de l'opération furent des plus simples. Tout le cortège symptomatique du diabète pancréatique s'est déroulé sous nos yeux. Au moment de la mort venue dans le marasme l'aspect squelettique était des plus prononcés. La plaie externe n'était pas réunie. Tous les points du corps en contact avec le plancher de la cage étaient ulcérés. (Voir tableau ci-contre.)

Autopsie. Au niveau de la tête pancréatique, gros noyau fibreux, dans lequel on voit encore quelques rares lobules pancréatiques. L'intestin contient des matières blanchâtres.

Le *foie* est décoloré, graisseux à la coupe.

Rate, petite.

Reins, normaux.

Expérience n° 31.

Résection des canaux et de la portion verticale du pancréas. — Pas d'amaigrissement. — Vingt-trois jours après, ablation presque totale. — Diabète maigre (glycosurie persistante, polyurie, polyphagie, dénutrition extrême.

DATES.	QUANTITÉ D'URINE.	URÉE.		SUCRE.		POIDS de l'animal.	ALIMENTATION.	OBSERVATIONS.
		par litre.	par 24 h.	par litre.	par 24 h.			
	gr.	gr. c.	gr. c.	gr. c.	gr. c.	kil. gr.	kil. gr.	
29 Août.	250	27,74	6,93	40,30	10,07	13,850	0	Boit le soir avec avidité.
30 —	320	34,04	10,89	61,40	19,64		Lait 400	
31 —	570	15,13	8,62	39,35	22,42		Viande 250	
1er Sept.	620	32,78	20,32	29,20	18,10		1,000	Reste sans cesse dans un coin de sa cage.
2 —	320	52,96	16,94	19,85	6,35	12,510	Pain »	
3 —	470	42,87	20,14	34,74	16,32		»	Plaques de gangrène aux pattes de devant.
4 —	380	30,26	11,49	45,90	17,44		1,500	
5 —	525	116,01	60,90	23,25	12,20		»	
6 —	420	52,96	22,24	29,20	12,26		»	
7 —	530	37,82	20,04	69,85	36,02	11,900	1,000	
8 —	450	34,04	15,31	34,32	15,44		»	
9 —	520	75,66	39,34	17,32	9		500	Ouverture de l'abdomen. Sutures à la soie.
10 —	470	70,61	33,18	18,75	8,81	10,700	200	
11 —	330	60,52	19,97	22,50	7,42		400	Plaies ulcérées aux oreilles.
12 —	400	116,11	46,40	27,25	10,90		300	L'animal sort de sa cage et se promène.
13 —	420	108,88	45,72	39,35	16,52	9,950	100	Meurt dans la nuit du 13 au 14.

Chienne, poids 14 kil. 200, subit, le 6 août 1891, la résection des canaux et de la partie verticale du pancréas.

Durant les 48 heures qui suivent l'intervention sur la glande, la glycosurie est très nette (18 gr. 95 et 22 gr. 50, avec 380 et 550 gr. d'urine les 6 et 7 août).

Le 8, le sucre a disparu ; l'animal, dont la plaie est presque cicatrisée, a maigri ; il est remis dans la cage commune et n'est plus observé.

Le 23 *août*, la chienne pèse 12 kil. 500.

Le 29 *août*, elle a regagné à peu près son poids, 13 kil. 850. On pratique l'ablation totale. (Voir tableau.)

Autopsie. — Mort par péritonite localisée au niveau de la plaie abdominale.

Le *foie* est volumineux, poids 510 gr., décoloré ; sa surface est lisse. A la coupe, le parenchyme apparaît congestionné, graisseux. Les vaisseaux sont remplis d'un sang noirâtre, épais. Le tissu hépatique est friable, onctueux. La *vésicule* est remplie d'une bile épaisse, noire comme du goudron. La *rate* est normale, non ramollie. Les reins sont volumineux, décolorés. Au niveau de la concavité duodénale, on retrouve une traînée des lobules pancréatiques, encore très nets sur une étendue de quelques centimètres et de quelques millimètres d'épaisseur. Pas d'adhérences du duodénum avec les autres viscères. Toute graisse du corps a disparu. Les muscles sont friables, presque effacés. Les os sont d'une grande friabilité.

La vessie contient une assez grande quantité d'urine (80 gr.) qui réduit fortement la liqueur cupro-potassique. Le polarimètre accuse 74 d. 10 de sucre, avec 50 gr. 44 d'urée par litre.

Mais à cette règle générale que d'exceptions ! Tantôt la glycosurie est tardive, comme nous l'avons vu, tantôt elle est intermittente.

Expérience n° 32.

Ablation presque totale du pancréas. — Diabète maigre. — Glycosuri intermittente. — Mort au dixième jour.

Chienne, poids 9 kil. 500, subit, le 24 juillet 1891, la résection des canaux pancréatiques et l'ablation de la portion duodénale. Pendant les 40 premières heures qui ont suivi l'opération, l'animal a été glycosurique. Urines : quantité, 600 gr. ; sucre, 6 gr. 75, et urée, 45 gr. 39 par litre.

Le 1er *août*, l'animal pèse 10 kil. La plaie est cicatrisée.

Le 10 *août,* poids 10 kil. 500. *Ablation presque totale du pancréas*. On laisse, de parti pris, un morceau de la portion splénique attenant à la rate. Il est séparé du reste de l'organe par déchirure, ce qui donne lieu à une assez forte hémorrhagie. Le reste de la portion horizontale nettement sclérosé est isolé par traction. Au niveau de la concavité duodéno-stomacale, deux fils de catgut sont placés au ras de l'intestin. La glande est sectionnée, avec des ciseaux courbes, au-dessus des fils. Tout le tissu glandulaire sous-jacent est laissé intact, ni écrasé entre des pinces ou touché au thermo-cautère. Les sutures abdominales, péritonéales et musculaires sont faites au fil de soie n° 4 Czerny. La plaie cutanée n'est pas réunie. On fait le pansement avec l'iodoforme.

Dès le lendemain 11 *août*, l'animal va bien. Il se lève, boit avec avidité et mange gloutonnement (environ 500 gr. de viande de cheval). Ces phénomènes, polydipsie, polyphagie, persistent jusqu'au 17. La chienne a perdu sa gaîté, sa vivacité. Elle ne mange que peu de viande et boit 200 gr. de lait environ. Le sucre disparaît de l'urine jusqu'au 17, c'est-à-dire pendant trois jours.

Le 18, réapparition du sucre. Quoique encore vivace, l'animal refuse tout aliment et ne prend que de l'eau. Suintement purulent par le nez.

DATES.	QUANTITÉ D'URINE.	URÉE.		SUCRE.		POIDS de l'animal.	ALIMENTATION.	OBSERVATIONS.
		par litre.	par 24 h.	par litre.	par 24 h.			
	gr.	gr. c.	gr. c.	gr. c.	gr. c.	kil. gr.	kil. gr.	
11 Août.	500	2,52	1,26	15,25	7,67	10,500	Viande 500	
12	300	78,18	23,45	4,50	1,35		1,000	
13	500	65,57	32,78	18,75	9,35		1,200	
14	600	35,30	21,18	22,50	13,50		1,000	
15	650	27,74	18,03			9,200	1,500 Lait 150	
16	550	73,13	40,22				1,500 Lait 150	
17	500	65,57	32,78			8,900	800 Lait 150	Apparition du coryza.
18	650	35,30	22,95	22,50	14,62			Coryza purulent et fétide.
19	300	18,91	5,67	18,75	5,62			
20	250	81,96	40,49	19,75	4,93	8,400		

Le 19, le coryza purulent est plus intense. L'écoulement est incessant, horriblement fétide. Abattement extrême. Pas d'aliments.

Le 20, au matin, l'animal se lève encore, mais avec difficulté, marche en titubant. L'amaigrissement est extrême. Les urines sont très colorées, ne contiennent ni albumine ni pigments biliaires, mais du sucre en assez forte proportion.

Autopsie.—Les plaies péritonéale et musculaires sont complètement réunies. La plaie cutanée, non gangrenée, est en voie de cicatrisation. Poids, 8 kil. 400 : l'animal a ainsi diminué de plus de 2 kil. en 10 jours. — Les viscères abdominaux sont mis dans l'alcool et examinés le 25 août.

Tous les viscères avoisinant l'estomac et le duodénum sont soudés entre eux; ils forment une masse que l'on ne dissèque qu'avec difficulté. Au niveau du hile de la rate et accolé à cet organe, on retrouve, au milieu d'adhérences péritonéales solides, le petit fragment pancréatique laissé en place. — Il est dur, rétracté, a le volume d'un haricot. La coupe permet de reconnaître facilement le tissu glandulaire. Contre la face interne du duodénum existent encore des débris de lobules pancréatiques appréciables.

Le foie est diminué de volume (425 gr.). Il n'est ni graisseux, ni pigmenté; sa surface est parfaitement lisse, de couleur rouge. La *vésicule biliaire* est distendue par une bile teintée en jaune. Celle-ci s'écoule parfaitement dans l'intestin.

La rate est petite, molle, diffluente.

Les intestins sont revenus sur eux-mêmes et vides.

Reins, *poumons* normaux.

Expérience n° 33.

Résection des canaux et de la partie verticale du pancréas. — Pas de glycosurie. — Vingt jours après, ablation presque totale. — Diabète maigre. — Glycosurie intermittente. — Durée, 81 jours. — Hypertrophie considérable de tous les ganglions du plexus solaire. — Persistance d'un fragment de la glande.

Chien, poids 9 kil., subit, le 7 août 1891, la résection des canaux et de la portion verticale du pancréas. Pendant les premiers jours, pas de glycosurie, mais azoturie; éliminait par jour de 42 à 50 gr. d'urée; polyphagie et dénutrition profonde. Le 14 août, l'animal ne pèse plus que 7 kil. 570. A partir de cette date, retour insensible à l'état normal; le 21 août, il pèse 8 kil. 700. L'azoturie a disparu. Il élimine la même quantité d'urée qu'un chien normal de même poids pris comme témoin, ce qui n'avait pas lieu au début de l'expérience.

Le 26 août, réopération. Poids, 9 kil. 150.

Ablation presque totale. — Un fragment, comme une fève, est laissé dans la concavité duodéno-stomacale. La courbe annexée à cette observation donne l'ensemble des phénomènes observés. L'amaigrissement a atteint son maximum 35 jours après l'opération. Depuis, l'animal a été en augmentant de poids, pour diminuer de nouveau jusqu'à la mort. La glycosurie, par deux fois, a manqué pendant trois jours. Depuis le 18 septembre, elle a été persistante, à un chiffre très élevé.

Meurt le 15 novembre. Poids : 4 kil. 900.

Autopsie. — Il ne reste plus trace de tissu adipeux. Les masses musculaires des membres ne sont plus représentées que par des lames musculaires parfaitement colorées, rouges, d'aspect normal. Les muscles des gouttières vertébro-costales sont seules encore très appréciables. Les os sont d'une friabilité extrême, se brisent à la moindre pression ; ils sont notablement atrophiés. Le sang est diffluent, pâle, aqueux ; il ne poisse pas les doigts comme le sang d'un chien normal ; il n'est pas coagulé dans les veines.

Cavité thoracique. — Les poumons sont décolorés, souples, non altérés. Ni tubercules, ni ecchymoses. Pas d'épanchement pleural.

Cœur. — Volume normal ; les cavités contiennent un sang très faiblement coagulé.

Cavité abdominale. — Pas de liquide.

Foie. — Poids : 550 gr. La surface est lisse, unie ; l'aspect en est totalement changé. Au lieu de cette surface rouge brun du foie normal, on voit une multitude de petits lobules jaune d'or avec un point central rouge. Le parenchyme est ferme. Les coupes reproduisent l'aspect que donne la surface. Ni graisse, ni dégénérescence amyloïde. La vésicule biliaire est distendue par une bile verdâtre, limpide, qui s'écoule facilement dans l'intestin.

L'*estomac* est très distendu ; il contient une masse pulpeuse blanc grisâtre, acide (la veille, le chien avait mangé 300 gr. de viande). Les parois sont épaissies ; la muqueuse est plissée, non ulcérée, non ecchymotique. Le duodénum est représenté par une sorte de tube rigide dont les parois ont cinq fois l'épaisseur d'un duodénum normal. Il ne s'affaisse pas sur lui-même. *A la coupe*, toutes les tuniques sont hypertrophiées, mais l'hypertrophie porte principalement sur la couche glandulaire, qui est blanchâtre, translucide. A 30 centimètres du pylore, l'intestin reprend sa souplesse, son épaisseur normale. L'intestin contient des matières colorées en vert, non graisseuses.

Expérience N° 33.

ABLATION PRESQUE TOTALE DU PANCRÉAS — DIABÈTE MAIGRE (Durée 81 jours).

Glycosurie intermittente, ayant persisté jusqu'à la mort.

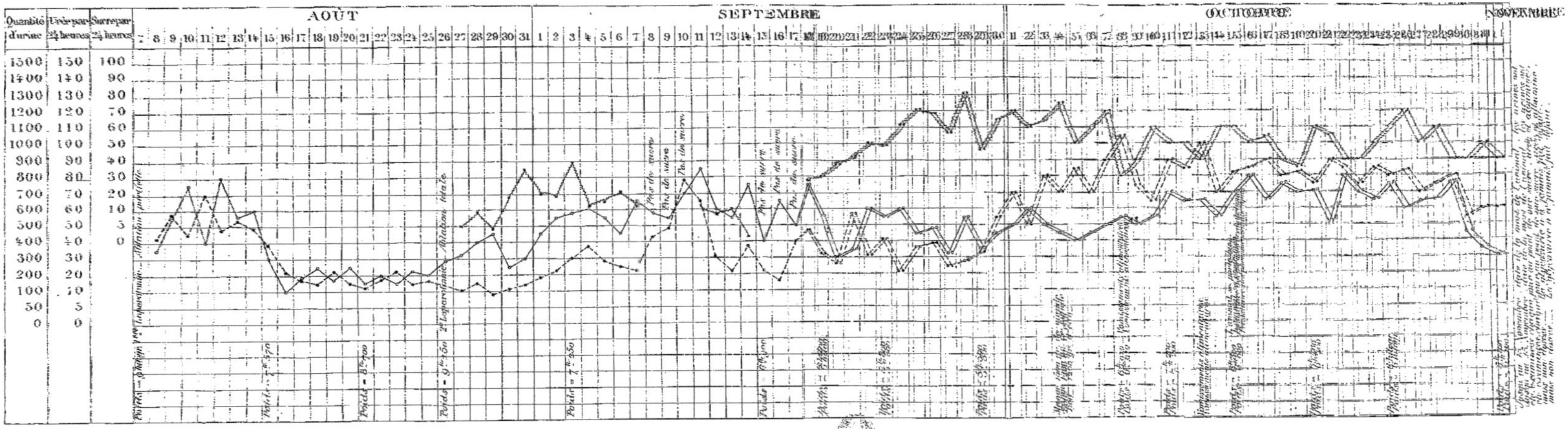

Quantité d'urine | Urée par 24 heures | Sucre par 24 heures

AOÛT — SEPTEMBRE — OCTOBRE — NOVEMBRE

Poids = 6k. 800. 1re Laparotomie. — Ablation partielle.

Poids = 7k. 570

Poids = 8k. 700

Poids = 9k. 350. 2e Laparotomie. — Ablation totale.

Poids = 7k. 250

Pas de sucre

Poids = 6k. 900

Vomissements alimentaires.

Jusqu'au 15 novembre, date de la mort de l'animal, les urines ont été examinées chaque jour au point de vue sucre, urée et albumine, mais non dosées. — La glycosurie n'a jamais fait défaut.

E. Morieu, Sc. — Imp. Lemercier, Paris.

Urine —— Sucre —— Urée ——

Exp. 33. Pl. VI.

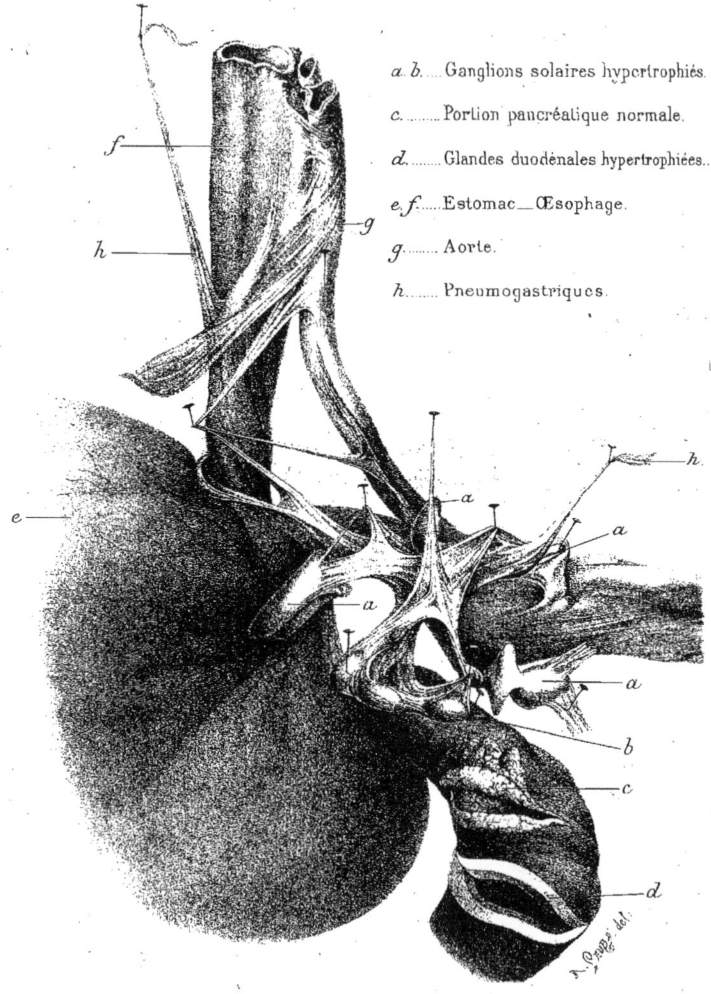

a. b. .... Ganglions solaires hypertrophiés.

c. .... Portion pancréatique normale.

d. .... Glandes duodénales hypertrophiées.

e. f. ..... Estomac — Œsophage.

g. .... Aorte.

h. .... Pneumogastriques.

A. Grappé del.

G. Masson Editeur.

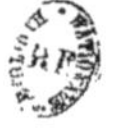

Imp. Ed. Bry, Paris.

Rate, petite, ferme (poids 10 gr.).

Reins, volumineux, décolorés. Les capsules surrénales présentent une consistance ferme.

Les nerfs grands-sympathiques et pneumo-gastriques, ainsi que l'aorte, l'œsophage, l'estomac et le duodénum sont enlevés en même temps pour la dissection. — Dans la concavité duodéno-stomacale, on trouve le débri pancréatique, laissé lors de la deuxième laparotomie; ce reliquat, du volume d'une grosse olive (2 cent. 1/2 de long sur 14 millimètres d'épaisseur), *n'est nullement fibreux;* son aspect, sa consistance, sont ceux d'une glande normale. A la coupe, les lobules glandulaires se montrent comme ceux d'un pancréas normal.

On voit plusieurs branches vasculaires se porter du parenchyme à la paroi duodénale. Mais ce qui frappe est l'énorme hypertrophie qu'ont subie les ganglions semi-lunaires, ainsi que les ganglions nerveux échelonnés sur les branches émanées du plexus solaire. Tous ces ganglions volumineux sont durs, grisâtres. On voit partir d'eux et y aboutir une multitude de branches nerveuses. (Voir planche VI.) La *moelle* et l'*encéphale* ne présentent pas d'altérations macroscopiques.

L'examen histologique a permis de constater l'aspect absolument normale du débris de parenchyme conservé, l'hypertrophie simple des glandes stomacale et duodénale.

Nous publierons ultérieurement l'examen du foie et du système nerveux.

La glycosurie peut enfin cesser quelquefois peu après l'opération et ne plus réapparaître.

Expérience n° 34.

Ablation totale. — Glycosurie passagère.

Chien adulte, poids 17 kil. 500, subit le 1er juillet 1891 la résection des canaux pancréatiques.

Le 26 juillet, réopération (laparotomie médiane). — Poids, 16 kil. Ablation totale du pancréas (4 ligatures au catgut).

Dès le lendemain, l'animal a repris son entrain, sa gaîté.

DATES.	QUANTITÉ D'URINE	URÉE par litre.	URÉE par 24 h.	SUCRE par litre.	SUCRE par 24 h.	POIDS de l'animal.	ALIMENTATION.	OBSERVATIONS.
	gr.	gr. c.	gr. c.	gr. c.	gr. c.	kil. gr.	gr. Viande.	
27 Juill.	500	22,69	11,34	4,45	2,22	16 »	1 530	
28	425	30,26	12,86	9,45	4,01		1 300	
29	550	18,91	10,40	»	»		1 500	
30	700	75,68	52,97	»	»	13,800	1 000	
31	400	5,04	2,01	»	»		200	
1er Août	450	5,04	2,56	»	»		»	
2	400	18,91	7,56	»	»	13 »	»	A déchiré son pansement. Catguts ont cédé.
3	450	25,22	11,34	»	»		»	
4	500	37,83	18,91	»	»		»	Abattement extrême.
5	350	15,13	5,29	»	»			Vomissements bilieux; selles sanglantes.
6	100	7,56	0,75	»	»	12,880		Meurt dans la nuit.

Autopsie. — Péritonite généralisée. Il ne reste pas trace de pancréas. *Foie* volumineux (675 gr.), graisseux. *Reins* congestionnés.

Les *intestins*, l'*estomac* sont remplis de bile verdâtre.

La glycosurie peut même faire défaut, mais l'expérience de glycosurie tardive rapportée plus haut montre qu'on ne peut attacher grande importance à ce cas. Une plus longue survie de l'animal eût probablement été suivie de glycosurie et de phénomènes diabétiques.

Expérience n° 35.

Ablation totale du pancréas. — Survie cinq jours. — Pas de sucre.

Chien terrier, poids 11 kil. 500, subit le 12 mai 1891 l'ablation totale du pancréas (double série de ligatures au catgut).

L'animal survit cinq jours, meurt n'ayant jamais rien mangé, dans le marasme.

DATES.	QUANTITÉ D'URINE.	URÉE par litre.	URÉE par 24 h.	SUCRE par litre.	SUCRE par 24 h.	POIDS de l'animal.	ALIMENTATION.	OBSERVATIONS.
	gr.	gr. c.	gr. c.			kil. gr.		
13 Mai.	250	40,35	10,08	»	»	11,700	Lait 1 lit.	
14	550	21,43	11,78	»	»	»	250	Pas de vomissements.
15	320	27,74	8,78	»	»	»	»	Se promène.
16	210	16,39	3,44	»	»	»	»	Ne se lève plus.
17	80	25,22	2,01	»	»	8,150	»	

A l'autopsie, malgré les plus minutieuses investigations, il n'a pas été possible de retrouver trace de lobules pancréatiques. Pas de suppuration autour des fils de catgut posés dans la concavité stomaco-duodénale. Pas de péritonite généralisée. La plaie abdominale était en voie de parfaite cicatrisation.

IV. — *Conditions expérimentales à réaliser pour obtenir le diabète.* — Pour que l'extirpation du pancréas amène le diabète, il faut qu'il soit lésé, coupé, réséqué dans presque toute son étendue (les résultats négatifs obtenus par les ligatures et les injections confirment cette conclusion). Jamais, pour nous, l'extirpation n'est TOTALE dans le sens strict du mot. Chaque fois, en effet, que, chez des animaux morts après avoir présenté tous les symptômes du diabète maigre, nous avons fait des coupes du duodénum, nous avons pu montrer qu'il restait encore contre l'intestin des lobules pancréatiques parfaitement nets. Contrairement aussi à MM. Mering et Minkowski, Hédon, Lépine, après avoir laissé un morceau assez considérable de pancréas (plus du douzième), nous avons vu se développer le diabète. Enfin, souvent, comme on pourra s'en rendre compte en lisant le compte-rendu de nos expériences, nous avons laissé dans la concavité duodéno-stomacale des bandes de tissu pancréatique, le diabète n'en est pas moins apparu. La condition absolument nécessaire, dans ce cas, est de couper dans la partie centrale le parenchyme pancréatique au-dessus des ligatures. Si les faits de section simple de pancréas sains ou sclérosés ne suffisent pas pour montrer qu'il existe certainement des glycosuries indépendantes de la glande pancréatique, l'observation suivante pourrait l'établir. Elle n'est qu'une reproduction, avec un résultat tout à fait différent, d'une expérience de Von Mering et Minkowski. Ces physiologistes, nous l'avons vu, pour prouver que le diabète consécutif à l'extirpation totale du pancréas est bien la *conséquence directe* de l'abolition de sa fonction et non de lésions du plexus solaire, ont pratiqué la disjonction du pancréas du duodénum, ne le laissant en rapport qu'avec le mésentère : l'animal n'eut pas de diabète. Répétée à peu près dans les mêmes conditions, l'expérience a eu, entre nos mains, un résultat positif.

Expérience n° 36.

Isolement du pancréas et de l'intestin dans presque toute son étendue. — Arrachement des feuillets péritonéaux. — Glycosurie.

Le 15 juillet, vingt jours après la ligature et résection des canaux pancréatiques on pratique, chez un chien, du poids de 8 kil., l'opération suivante : On isole d'abord le pancréas sclérosé, résistant, des feuillets péritonéaux par simple traction. On libère les deux extrémités duodénale et splénique. Le pancréas n'est laissé adhérent dans la concavité duodéno-stomacale que par un simple pont vasculaire. Afin d'empêcher toute hémorrhagie, toutes les sections ont été faites entre une double ligature. La glande est alors laissée flottante dans l'abdomen. L'animal se réveille le soir et boit un peu d'eau.

Pendant les trois jours qu'il a vécu, il a refusé toute nourriture. Il buvait un peu d'eau et de lait, restait affaissé dans un coin de sa cage.

L'urine a été constamment glycosurique.

		Par litre.
15 juillet.	Quantité	210 gr.
—	Sucre	30,95
—	Urée	10,01
17 —	Quantité	100 gr.
—	Sucre	24,45
—	Urée	5,04

L'animal meurt dans la nuit du 17 au 18, dans le collapsus.

A l'autopsie, on constate que le pancréas, sclérosé, très diminué de volume, a contracté des adhérences avec les anses intestinales.

Il n'y a pas de péritonite appréciable.

Pour nous (scléroses expérimentales et lésions solaires), le diabète pancréatique se rapprocherait bien plus de la *maladie d'Addison* que de la cachexie strumiprive. Pour empêcher l'éclosion de cette dernière, on sait qu'il suffit de laisser en place une parcelle du corps thyroïde, ou d'en implanter un fragment détaché dans la cavité péritonéale.

L'insuffisance surrénale qui correspond, en l'espèce, à l'insuffisance pancréatique ne peut expliquer les troubles généraux si graves qui suivent la lésion partielle ou totale de ces capsules (expériences de Philippeaux, Tizzoni, Alezais et Arnaud[1]), car les animaux qui ne succombent pas aux accidents nerveux primitifs qui suivent le trauma survivent à ces extirpations.

La théorie nerveuse, au contraire, interprète d'une façon plus satisfaisante les phénomènes surtout nerveux qui les caractérisent, et particulièrement l'asthénie profonde, les vomissements, les douleurs lombo-abdominales, les troubles nutritifs profonds et la mélanodermie, conséquence d'une perturbation du système nerveux vaso-moteur et trophique.

Le diabète pancréatique serait lié, non à la lésion du pancréas, en tant qu'organe glandulaire, mais à l'altération des organes nerveux contenus dans son parenchyme ou situés autour de lui.

1. Alezais et Arnaud, Étude sur la tuberculose des capsules surrénales et ses rapports avec la maladie d'Addison, p. 283. (*Revue de Médecine*, 1891.)

TROISIÈME PARTIE

CLINIQUE

TROISIÈME PARTIE

CLINIQUE

Si tout le monde est d'accord aujourd'hui pour reconnaître l'énorme importance des notions tirées de l'hérédité dans le diabète constitutionnel, il n'en est pas de même dans la variété pancréatique. Celle-ci, en effet, frappe indifféremment les individus, qu'ils aient ou non un passé arthritique ou herpétique, et le rôle joué par l'hérédité, les maladies antérieures, dans la production de l'affection pancréatique[1], nous est totalemant inconnu. Nous ne pouvons que soupçonner les agents producteurs de cette sclérose pancréatique, dégagée des causes évidentes, telles que calculs[2], tumeur, abcès. Est-elle infectieuse?

Les antécédents des diabétiques pancréatiques sont presque toujours négatifs : ces malades ne connaissent chez leurs ascendants aucune affection diabétique, goutteuse, graveleuse, rhumatismale chronique. Au moment où apparaît la maladie, ils sont le plus souvent maigres, mais l'obésité ne les met pas à l'abri de cette forme morbide. L'abus des aliments riches en amidon et en sucre, la sédentarité, ne sont jamais relevés chez eux. Il n'en est pas de même des maladies nerveuses, qui constituent pour les diverses variétés un trait commun.

1. EARLE, *The Med. Record*, nov. 1884. « Rattache l'atrophie pancréatique à la syphilis et à l'alcool. »

2. LANCEREAUX, *Union médicale*, 1880, t. XXIX, p. 209. « Certaines eaux contribuent peut-être à engendrer la lithiase pancréatique. »

Dans la parenté directe ou collatérale de ces malades, il n'est pas rare de voir signalés l'aliénation mentale, l'épilepsie, l'idiotie, le goître exophtalmique, l'hystérie. La graine, c'est-à-dire la lésion nerveuse périphérique intra ou extrapancréatique, tombe sur un terrain préparé.

Mode de début. — S'il est impossible de décrire un mode de début invariable du diabète constitutionnel, il n'en est pas de même pour le diabète pancréatique. Comme le dit notre maître M. Lancereaux, le premier, état héréditaire par sa nature, est une sorte de manière d'être de l'individu qui en est affecté : s'il commence avec l'existence, la glycosurie ne se constate guère qu'à un âge avancé de la vie de 30 à 70 ans, rarement à l'époque de la puberté.

« Ce qui surtout caractérise le diabète pancréatique, dit « M. Lapierre[1], c'est la brusquerie que revêt l'apparition des « accidents. Presque tous les malades, gens robustes le plus « souvent, interrogés sur la façon dont a commencé leur affec- « tion, précisent nettement le mois, parfois le jour qui a vu « naître les premiers symptômes. »

Quelques-uns accusent comme première manifestation des troubles intestinaux graves. L'un est pris un jour de vertiges, de vomissements alimentaires, de coliques qui durent trente-six heures; ces symptômes s'améliorent, mais le malade reste très débilité; tel autre présente à jour fixe de la diarrhée, des vomissements qui portent une atteinte profonde à sa santé et lui laissent une soif immodérée; d'autres racontent que, sans prodromes aucuns, ils furent pris d'une soif insatiable, de polyphagie, qui les persécutaient sans cesse. En résumé, le diabète pancréatique survient presque toujours chez des malades placés auparavant dans les meilleures conditions de santé et d'hygiène, jouissant jusqu'alors d'une santé parfaite. Ils entrent d'emblée dans le grand diabète[2]; on ne trouve pas au seuil de la maladie cette multiplicité des phénomènes latents révélateurs qui caractérisent

1. Lapierre, *Th. Doct.* Paris, 1879.
2. Rendu, *Semaine médicale*, n° 15, p. 109, mars 1891.

le diabète constitutionnel. Dès les premiers jours le diabète pancréatique se stigmatise par sa gravité.

Ce mode de début dans le diabète pancréatique à allures toutes spéciales s'accorde peu avec les renseignements fournis par l'anatomie pathologique et la physiologie, à moins d'admettre une asphyxie totale, une insuffisance pancréatique aiguë, subite. Il se rapproche bien plus de celui du diabète traumatique, dont tous les signes s'accusent immédiatement ou peu de temps après la cause provocatrice. Bientôt après, les grandes fonctions s'altèrent et vont en diminuant chaque jour ; les forces intellectuelles motrices et génitales subissent un trouble profond ; les malades deviennent incapables de toute application, de tout travail. Les désirs vénériens font d'abord défaut, et, peu de temps après, l'impuissance est complète. On constate en même temps des vertiges, de la somnolence, de l'insomnie. A la période d'état, on constate toujours les phénomènes fondamentaux classiques du diabète : polyurie, glycosurie, polyphagie et autophagie. Une profonde déchéance physique marche de pair avec l'effondrement du moral. Même à la dernière période, ces phénomènes sont tous présents ; l'appétit et la glycosurie ne disparaissent que dans les derniers temps de la maladie. Dans une de nos observations, la glycosurie a disparu 29 *jours* avant la mort.

Urologie. — Les urines sont toujours abondantes, franchement acides au moment de l'émission, pâles, décolorées. Par l'exposition à l'air, elles fermentent, se troublent et diminuent de densité, par conversion du sucre en acide carbonique et alcool. Lorsque l'intoxication diabétique est menaçante, elles exhalent, comme l'haleine du malade, une odeur aigre et aromatique de chloroforme ou de pomme reinette. La densité oscille entre 1 030 et 1 055. La quantité varie de 5 à 18 litres par 24 heures. Le sucre excrété est toujours en très fortes proportions : de 50 à 85 gr. par litre, ce chiffre peut parfois s'élever jusqu'à 90 et même 120 gr. ; de telle sorte que la quantité de glycose que perd un diabétique pancréatique peut s'élever de 400 à 1 200, 1 800 gr. par vingt-quatre heures. La glycosurie est ici persistante ; elle ne diminue que peu sous l'influence d'un état fébrile intercurrent, d'un trouble des voies digestives. Ni le changement de régime, ni l'administration de divers médicaments, comme le bromure de potassium, l'antipyrine, n'ont provoqué, chez nos malades, d'arrêt dans les accidents. Il n'y a pas ici de rémissions comme dans le diabète héréditaire.

L'azoturie marche toujours de pair avec la glycosurie; elle est indépendante de l'alimentation, car le retour au régime commun, la diète, n'empêchent pas l'élimination de rester excessive. Cette azoturie, qui traduit la désassimilation exagérée, continue, explique l'apparition de l'amaigrissement, de la consomption, comme phénomènes précoces de la maladie.

Il est à regretter que des recherches suivies n'aient pas été faites sur les modifications de l'urine, au point de vue phosphates, chlorures, produits toxiques, etc. La lipurie ou urine graisseuse est un phénomène extrêmement rare.

Troubles digestifs. — Les selles sont fétides, graisseuses[1] parfois, et contiennent des fibres striées non digérées (Freidreich). La constipation, habituelle, est parfois remplacée par des débâcles diarrhéiques. Les vomissements ne sont pas rares.

L'abdomen est rétracté. La soif est constante, excessive, impérieuse, souvent plus intense la nuit que le jour. Il en est de même de la polyphagie, commandée par les déperditions que fait l'organisme en glycose et urée : les malades absorbent 5 et 6 fois plus qu'à l'état normal. L'appétit baisse au moment des crises d'intoxication diabétique, et, à la fin, lorsque la tuberculose pulmonaire évolue. Jusque-là, ils ont des digestions parfaites, l'état de la sécrétion gastrique est inconnu chez eux. Les diabétiques présentent fréquemment des douleurs, des coliques rattachées par Kuster[2] à une névralgie cœliaque, par M. Lancereaux à la lithiase pancréatique. Le foie est fréquemment hypertrophié.

Troubles nerveux. — La faiblesse musculaire est constante,

1. Ancelet, *Étude sur les maladies du pancréas*. Th. Paris, 1864. — Cl. Bernard, *Mémoire sur le pancréas*, p. 105-116. — Walker, *Méd. chirurg. Trans.* LXXII, p. 257, 1890. « Valeur clinique des fèces décolorées ou grises sans jaunisse; leurs rapports avec les maladies du pancréas. »

2. Kuster, *Soc. med. int.*, Berlin, 1887, 9 février. « Diabète insipide et sucré avec névralgie cœliaque. »

les réflexes rotuliens sont presque toujours abolis ; les névralgies sont rares. Les facultés intellectuelles, comme nous l'avons vu, sont presque toujours altérées. L'intelligence baisse, le travail de l'esprit devient pénible, le caractère s'assombrit, la gaîté disparaît, fait place à la tristesse et à l'inquiétude.

Phénomènes de dénutrition. — Les cheveux, rares d'abord, tombent ensuite en masse. La peau est rugueuse, écailleuse, sèche, perd son élasticité, parfois pigmentée[1]. Les accidents cutanés, tels que prurit généralisé, psoriasis, lichen, altération des ongles, si fréquents dans le diabète constitutionnel, sont des plus rares dans cette forme. Les gencives, les dents sont rarement normales : les premières sont ramollies, saignantes, fongueuses; les secondes se carient, s'ébranlent et tombent par suite du développement de l'ostéo-périostite. Les masses musculaires fondent littéralement, et, au moment de la consomption diabétique, les malades sont d'une maigreur lamentable; ils sont réduits à l'état de squelette. Ils peuvent perdre 15 à 20 kil. en trois ou quatre mois, malgré l'absence de tout signe de tuberculose. Cette diminution de poids porte principalement sur le tissu cellulo-graisseux et les muscles. Ceux-ci, amincis et flasques, réagissent localement sous le doigt qui les excite (myœdème).

Troubles vaso-moteurs. — Les extrémités sont froides et un peu cyanosées; la température centrale est normale : elle devient hyponormale dans les crises d'intoxication diabétique, hypernormale dans les complications inflammatoires, tuberculose pulmonaire presque toujours.

Troubles de la vision. — Les pupilles sont parfois dilatées, la vue est affaiblie (parésie du système d'accommodation de von Grafe[2]),

1. Gussenbauer, *Arch. für Klin. chir.*, XXIX, 1887, p. 355. « Kyste du pancréas, pigmentation de la peau. » — Aran, *Arch. gén. de méd.* Paris, 1846, p. 61-75 « Abcès tuberculeux du pancréas, coloration normale de la peau. » — Tarbe, *Congr. internat. Soc. méd.*, Washington, 1887. « Peau terreuse. » — Juergens, *Berlin. Klin Woch.*, n° 22, p. 452, 28 mai 1888. « Syndrome de la maladie d'Addison. Le pancréas est malade. Dégénération grise du splanchnique. » — Jaccoud, *Clinique Pitié*, 1886, p. 161. « Pigmentation très accusée. » — Jenni, *Schweizer Zeitschrift*, 1850.

2. Galezowski, *Union méd.*, 1880, t. XXIX, p. 163. (In *Clinique Lancereaux*.)

les pupilles optiques peuvent être atrophiées; la cataracte est rare [1]).

Complications. — Parmi celles-ci nous signalerons l'ictère, phénomène rare, toujours d'origine mécanique; il est dû soit à un volumineux abcès (Frison), soit à un épithéliome, soit enfin à des calculs accumulés dans l'extrémité terminale du canal de Wirsung et comprimant l'embouchure du canal cholédoque.

Les phlegmasies superficielles les plus fréquentes sont les furoncles, les anthrax; les gangrènes sont tout à fait exceptionnelles. Chez une de ses malades, jeune femme de 30 ans, M. Lancereaux [2] a observé une éruption généralisée, constituée par des saillies rougeâtres surmontées de petites pustules, et dont l'aspect rappelait assez bien celui d'une mûre. Les phénomènes qui dépendent de la glycosurie, comme la balanite, la balanoposthite, les éruptions de prurigo; ceux qui dépendent de la polyurie, comme la constipation habituelle, la sécheresse de la peau, la diminution considérable de l'exhalation pulmonaire et cutanée, n'ont ici rien de particulier. Nous avons vu, dans un cas, une *phlegmatia alba dolens* du membre inférieur gauche.

Marche. — La marche est continue, uniforme et progressive. Le diabète poursuit ses diverses phases avec rapidité, sans interruption. La *durée* varie entre quelques mois, 4, 5 et 6 ans.

La *mort* est la *terminaison* constante. Elle est amenée par une complication pulmonaire (pneumonie, tuberculose), plus rarement par une des formes de l'intoxication diabétique (dyspepsie, coma). On peut dire que la phtisie pulmonaire vulgaire est la fin normale de ce diabète.

1. LECORCHÉ, *Arch. gén. méd.*, 1861, p. XVIII, 70. — LANCEREAUX, *Clin. méd.*, 1892.

2. LANCEREAUX. *Clinique médicale* (1879-1891), p. 418. Paris, 1829.

QUATRIÈME PARTIE

ANATOMIE PATHOLOGIQUE

QUATRIÈME PARTIE

ANATOMIE PATHOLOGIQUE

Les études expérimentales que nous avons exposées dans la première partie de notre travail nous ont amené à cette conclusion :

« Le pancréas n'engendre pas directement le diabète sucré. — Il y a bien entre l'apparition de ce syndrome et la lésion pancréatique une relation de cause à effet, mais elle est indirecte. La destruction pancréatique, quoique primitive, ne suffit pas : il faut qu'elle retentisse sur le système nerveux pour que le diabète apparaisse.

« Ce dernier exprime donc non cette lésion même, mais l'altération secondaire fonctionnelle ou matérielle du système nerveux, intrapancréatique ou extrapancréatique.

« Les rapports qui unissent la lésion conjonctive et épithéliale de la glande au désordre nerveux, facteur primordial et constant, ne sont nullement déterminés. L'expérimentation montre seulement que la production de la lésion habituelle chez l'homme, la *sclérose*, n'amène pas le diabète. Il faut un élément de plus, le trauma glandulaire et péri-glandulaire. »

Aussi, avant d'énumérer les principaux désordres anatomiques qui conditionnent l'apparition de ce diabète, nous mettrons en relief et la multiplicité des lésions et surtout la variabilité extrême de leur étendue. Les cas où le pancréas était *totale-*

ment détruit, comme l'exige l'expérimentation, constituent l'extrême rareté; toujours ou presque toujours, il est possible, à l'autopsie, de retrouver des portions notables de parenchyme glandulaire. De plus, la constatation est faite, souvent quatre années et plus après l'apparition, de toute la phénoménalité que seule la suppression totale du pancréas peut expliquer. S'il en est ainsi, le diabète pancréatique sort complètement du cadre des maladies spontanées que nous connaissons, car les insuffisances cardiaque, hépatique, pulmonaire, rénale, conditionnées par des processus anatomiques semblables aux lésions scléreuses pancréatiques, ne sont jamais qu'un stade ultime d'une évolution morbide qui s'est traduite pendant la vie par des phénomènes appréciables.

Enfin, si le diabète pancréatique est d'*ordre cellulaire*, il n'est pas une *variété*, un état distinct du diabète, mais une *entité morbide* ayant une *lésion anatomique* et une *pathogénie* absolument *différentes*. Quant à l'hypothèse « *Tous les diabètes sont d'origine pancréatique* », *elle supporte difficilement la discussion*.

Les lésions anatomo-pathologiques du pancréas dans le diabète sont complexes, disparates, mal connues; elles portent sur le stroma conjonctivo-vasculaire et l'épithélium sécréteur. La première, le plus fréquemment signalée, car elle se traduit macroscopiquement, consiste en une atrophie *partielle* ou *généralisée*. La deuxième est la dégénérescence graisseuse[1] ou épithéliomateuse. Entre elles, prennent place les infections qui se font ici le plus souvent par les canaux, rarement par les artères et les lymphatiques. Nous n'avons pas l'intention de nous étendre sur la description macroscopique et microscopique des lésions : elles sont parfaitement exposées dans les thèses de Lapierre[2], Giorgi[3], et dans les cliniques de M. Lancereaux[4].

1. Notta, *Union méd.*, 1881, t. XXXI, p. 289.
2. Lapierre, *Th. Doct.* Paris, 1879.
3. Giorgi, *Th. Doct.*, Lyon, 1890.
4. Lancereaux, *loc. cit.*

La sclérose pancréatique semble parfois primitive, développée sans cause encore déterminée, infections canaliculaires ou vasculaires ; le plus souvent elle est secondaire et occasionnée par la lithiase pancréatique.

Ces calculs oblitérateurs, soit très nombreux et très petits, soit au nombre de deux ou trois, mais de gros volume, ayant jusqu'à 4 centimètres de long, sont composés de carbonate et de phosphate de chaux. La dilatation en amont des calculs, par suite de la sécrétion pancréatique qui continue, aboutit à la formation de kystes plus ou moins nombreux et volumineux, renfermant un liquide blanc jaunâtre et visqueux, où se voient de la cholestérine, de la graisse, des débris de cellules. Autour de ces kystes par rétention, dont il n'est pas toujours facile de retrouver l'abouchement avec les canaux, le tissu du pancréas se sclérose, et, tantôt se durcit, tantôt devient mou et graisseux. — Ces kystes ont été parfaitement étudiés par Rokitansky et Virchow [1]. Le rôle que jouent ces lésions dans la genèse du diabète maigre avec toutes ses conséquences graves ne peut être que secondaire, car l'expérimentation est formelle à cet égard. La sclérose ne vaut que par son retentissement sur un autre élément pancréatique.

Cette sclérose s'accompagne parfois de transformation adipeuse complète [2].

A côté des faits où la sclérose avait amené une telle diminution de volume de l'organe qu'on ne trouvait plus qu'un amas de tissu conjonctif [3], il nous faut signaler les scléroses partielles de la queue, du tiers moyen de la glande, la tête pancréatique étant respectée [4],

Sur quatre pancréas mis à notre disposition par M. Lance-

1. *Pathologie des tumeurs;* trad. franç., 1867, t. I, p. 275.

2. A. Pilliet, *Progrès médical,* 1889 : les Lésions du pancréas dans le diabète.

3. Hartsen, *Arch. für Holl. Beitrage,* III, 1862, p. 157. — Fles, *Arch. für Holl. Beitrage,* III, 1863, p. 319. — Klebs, *Lehrb. der Path. anat.*, I, p. 156. Berlin, 1870. — Rokitansky, cité par Orth. Bonn, 1883. — Lancereaux, *loc. cit.*

4. Seegen, *Der Diabetes mellitus*. Berlin, 1875. — Brechemin, *Soc. Anat.*, 1879. — Bouisson, *loc. cit.* — Baumel, *Montpellier médical,* XLVI, 1881.

reaux, nous avons pu étudier cette sclérose. Nous avons trouvé une pancréatite interstitielle, diffuse, accompagnée de lésions cellulaires dont il était impossible de fixer le caractère et le degré, ces organes ayant été recueillis trop tardivement; mais ce qui nous a frappé est la quantité encore très considérable de lobules parfaitement distincts qui existaient au sein des grands foyers de sclérose. Il s'agissait d'une sclérose adulte surtout interlobulaire, très faiblement intralobulaire, étouffant les vaisseaux artériels veineux et les canaux excréteurs.

MM. Lannois et Lemoine[1], au contraire, ont décrit non seulement cette sclérose intralobulaire, disséquant l'acinus en segments, en îlots cellulaires ou en différentes cellules même. Il s'agissait là d'une sclérose intercellulaire, unicellulaire, qui supprime les fonctions de la cellule pancréatique.

Lésions épithéliales. — Les lésions cellulaires primitives comprennent les dégénérescences épithéliomateuse et graisseuse.

La glycosurie au cours de l'épithéliome pancréatique est un phénomène rare[2], qu'expliquerait l'intégrité constante d'une bonne partie, moitié ou tiers de la glande. Nous ferons pourtant remarquer que pour ces dernières, comme pour les observations où le diabète a été observé, il n'est pas relaté d'examen histologique complet[3]; mais, même en faisant la plus large part à la théorie de l'insuffisance cellulaire pancréatique, il est à remarquer que dans beaucoup de cas où le diabète maigre classique a été observé, on n'a pu mettre en évidence des lésions aussi considérables que dans ces épithéliomes étudiés par Pott, Bruzelius et Arel Key, Litten et Fles[4].

La stéatose est parfois primitive, non accompagnée d'altération de la trame conjonctive. Frerichs, Cantani, Friedreich,

1. *Arch. de méd. expér.*, 1891, n° 1, p. 33-43.

2. Vernay, *Th. Lyon*, 1884. — Bard et Pic, *Rev. de méd.*, VIII, avril 1888.

3. Bright, *loc. cit.* — Martson, *Amer. Journ. of med. Sc.*, juillet 1854. — Servaes, *Berlin. klin. Woch.*, 1878, n° 48, p. 716. — Frerichs, *Traité des malad. du foie*. Trad. Duménil et Pellagot, 3e édit., 147.

4. Cités par M. Jaccoud, *loc. cit.*

Rokitansky, Harmack, Sylver, Leroux[1], Guelliot[2], Notta[3], Lancereaux ont décrit ce désordre pathologique.

Cette lésion, pour M. Baumel, n'est nullement particulière au diabète maigre, puisqu'il l'a observée dans un cas de diabète gras[4].

Les lésions des plexus nerveux voisins, comme nous l'avons dit dans notre avant-propos, ne sont pas rares, puisque nous avons pu en relever huit cas.

A ces deux ordres principaux de lésions viennent se joindre les pancréatites suppuratives, vasculaires ou canaliculaire. Si le nombre des suppurations, des gangrènes, des hémorrhagies pancréatiques est grand, les cas de diabète maigre consécutif à ces désordres sont extrêmement rares. On ne cite, en effet, que les cas de Harley, Frison, Capparelli et Coumnaille.

En résumé, ce qui ressort de cette étude est la variabilité extrême de nature et d'*étendue* des lésions trouvées aux autopsies des diabétiques maigres. On ne peut se baser sur ces altérations pour prouver que le diabète pancréatique est adéquat à la destruction complète de l'organe.

En admettant notre interprétation, le diabète pancréatique, comme toute entité morbide, aurait une lésion anatomique invariable, l'altération du système nerveux extra ou intraglandulaire, et une évolution définie. Tous les désordres anatomiques trouvés aux nécropsies sont bien primitifs, mais ils n'agissent que par leur retentissement sur l'appareil nerveux.

1. Leroux, *Diabète sucré chez les enfants.*
2. *Gaz. méd.*, Paris, 1881, nos 17, 19, 20.
3. Notta, *Union méd.*, Paris, 1881, XXXI.
4. Baumel, *Montpellier méd.*, 1881, XLVII, p. 406.

CINQUIÈME PARTIE

DONNÉES EXPÉRIMENTALES

CINQUIÈME PARTIE

DONNÉES EXPÉRIMENTALES

APPLICATION DES DONNÉES EXPÉRIMENTALES, CLINIQUES ET ANATOMO-PATHOLOGIQUES

Nous ne donnerons, ici, que très brièvement toutes les théories émises sur la pathogénie du diabète pancréatique, car deux théories peuvent seules rendre compte de tous les phénomènes observés dans le diabète spontané et expérimental : ce sont la théorie de la glande pancréatique, glande vasculaire sanguine, glande à sécrétion interne, et la théorie nerveuse.

Dans la première, la glande verse dans le sang, les veines et les lymphatiques servant de canaux excréteurs, des produits, des ferments solubles, qui règlent et la consommation du sucre et la nutrition générale.

MM. Lépine et Barral[1] attribuent ce pouvoir spécial du pancréas sur les échanges nutritifs au ferment glycolytique. Pour rejeter l'existence de cette fonction nouvelle du pancréas, nous nous sommes basé sur un ensemble de faits qui nous a paru probant, et, parmi eux, les deux principaux sont : l'*intermittence de la glycosurie* chez les chiens dépancréatés, et la *consommation encore considérable* du sucre ingéré par les animaux.

1. Marseille : Congr. pour l'Avanc. des Sciences, 19 septembre 1891.

Toutes les autres théories peuvent se grouper ainsi, suivant leurs propositions fondamentales :

1° Un suc pancréatique altéré arrive dans l'intestin et fait subir aux aliments des transformations anormales, cause du diabète (Bouchardat, Pink et Heidenhain, Popper, Zimmer et Cantani).

2° Le pancréas est un émonctoire ; il élimine normalement des substances dont l'accumulation, après sa destruction dans le sang, amène le diabète (Corvisart, Schiff, Hédon). Pour ce dernier, le diabète résulte d'un trouble de la nutrition, qu'amène la rétention, dans le sang ou dans quelque point de l'organisme, d'une substance nuisible (poison ou ferment?) normalement détruite dans le pancréas. Après l'ablation de cette glande, cette substance s'accummulerait dans l'organisme et amènerait une perturbation profonde dans les échanges nutritifs au niveau des tissus.

3° Le pancréas, dont les canaux sont oblitérés, laisse résorber (ictère pancréatique) par le sang un ferment qui s'accumule dans l'organe ; l'arrivée de ce ferment dans le foie active la transformation de glycogène en sucre. (Baumel, Bouchard.)

4° Le pancréas altéré ne produit le diabète que par action indirecte sur le foie. (Arthaud et Butte.)

5° Le diabète est dû à la dénutrition et à la cachexie qui amènent l'insuffisance des transformations des aliments dans le tube digestif où le suc pancréatique manque. (De Dominicis.)

L'origine nerveuse du diabète pancréatique s'appuie sur la clinique, l'anatomo-pathologique et l'expérimentation. La première nous montre, chez ces malades, des antécédents nerveux, le début brusque de la maladie chez des gens en général robustes, des altérations pigmentaires de la peau, et enfin les difficultés extrêmes que l'on éprouve, au lit du malade, à poser un diagnostic différentiel entre le diabète nerveux et le diabète pancréatique (Observation VI). — Enfin, comment expliquer, considérant le pancréas comme une glande vasculaire sanguine, les liens de parenté si étroits, si évidents, qui unissent en clinique et en expérimentation les variétés diabétiques : insipide, azoturique et sucré. L'anatomie pathologique, de son côté, indique que les lésions pancréatiques et le diabète ne sont nullement unis dans un rapport de cause à effet, puisque parfois la lésion pancréatique est totale, et le diabète manque, tandis que d'autres fois le diabète existe avec des lésions solaires seules (Observation III); elle indique encore que les altérations nerveuses du plexus solaire ne sont pas très rares. Si le diabète n'apparaît qu'à la mort de l'organe, et elle seule peut l'expliquer, il faut admettre que la sclérose, l'oblitération calculeuse ne se traduisent par aucun symptôme.

Tous ces faits ont une importance extrême : n'ont-ils pas, en effet, suffi à M. Lancereaux pour créer par l'observation seule cette variété morbide dont l'existence clinique est indiscutable, et à M. le professeur Jaccoud pour établir la pathogénie que nous émettons?

Dans l'histoire du diabète pancréatique, comme dans beaucoup de maladies, cela est d'une constatation intéressante, on peut dire que *l'observation clinique a créé et que le laboratoire a vérifié.*

Notre argumentation tirée de l'expérimentation est indirecte, et repose sur les faits suivants :

Les injections et, *à fortiori*, les ligatures, quoique produisant des destructions totales, ne provoquent pas le diabète. L'absence de la glande n'étant pas la cause immédiate de cette maladie expérimentale, il faut donc admettre une cause indirecte, qui ne peut, dans l'espèce, être que la lésion des nerfs. Une lésion vasculaire, comme celle produite par MM. Arthaud et Butte, ne peut rendre compte d'une glycosurie permanente[1].

Les sections, les résections partielles, l'ablation totale amènent au contraire des glycosuries passagères et permanentes. Il y a là, entre la gravité du traumatisme et la durée de la glycosurie, un parallélisme remarquable. Il semble même, pourrions-nous dire, que, pour produire le *diabète*, il faille violer la résis-

1. ARTHAUD et BUTTE, Sur le déterminisme du diabète pancréatique expérimental (*Soc. de Biol.*, 1890.)

tance organique par un trauma violent. La lésion nerveuse nous explique enfin, mieux que toute autre, l'apparition précoce et tardive, la marche intermittente de la glycosurie.

En résumé, le diabète pancréatique serait un syndrôme clinique bien défini de la maladie *diabète*, toujours due à un désordre nerveux. Il est à rapprocher des diabètes expérimentaux, produits par lésion nerveuse et étudiés par Klebs et Munk (ablation même partielle du ganglion semi-lunaire, glycosurie soit passagère, soit permanente) ; par Lustig (extirpation du plexus solaire chez les chiens, glycosurie temporaire, acétonurie)[1].

La perturbation nutritive qui suit l'extirpation pancréatique totale est *indéniable*, frappante ; elle n'est nullement l'effet de la glycosurie, qui, relativement au poids de l'animal et à la quantité d'aliments qu'il absorbe, est presque toujours minime. Dès le lendemain de l'opération, les animaux fondent littéralement ; ils entrent d'emblée dans le marasme, la cachexie. La graisse, les muscles s'effacent. L'azoturie mesure la désassimilation exagérée.

1. Cl. Bernard, *Leçons physiol. expér.*, 1855. — *Leçons sur le syst. nerv.*, 1858.

Schiff, Nouvelles recherches sur la glycémie animale. (*Journ. de Robin*, 1866.)

Laffont, Th. de Paris, 1880 : *Recherches sur la glycosurie considérée dans ses rapports avec le système nerveux.*

Arthaud et Butte, Recherches sur la pathog. du diabète. (*Arch. de physiologie*, 1888.)

G. Sée et Gley, *Comptes rendus de la Soc. de Biolog.*, 1888. — *Comptes rendus Acad. des Sc.*, 1889, c. VIII. (Rech. sur le diabète expérimental.)

OBSERVATIONS CHEZ L'HOMME

OBSERVATIONS CHEZ L'HOMME

Observation I.

Diabète pancréatique. — Début brusque. — Disparition de la glycosurie vingt-neuf jours avant la mort. — Durée : quatre ans et demi. — Atrophie du pancréas. — Pas de lithiase. — Hypertrophie et sclérose des ganglions semi-lunaires. — Atrophie et état kystique des capsules surrénales.

M..., Emile, jardinier, âgé de 45 ans, entré, le 23 juin 1891, à l'Hôtel-Dieu, salle St-Denis n° 14, dans le service de M. Lancereaux.

M... est un homme robuste, très bien constitué, dans les antécédents pathologiques duquel on ne relève que des fièvres intermittentes contractées en Afrique à l'âge de 21 ans. Sa santé était excellente et il exerçait facilement son métier de jardinier, quand, au début d'avril 1887, à l'âge de 41 ans, il fut pris brusquement d'une soif intense et d'une polyphagie excessive. Ces accidents survinrent sans cause appréciable, sans symptômes prémonitoires d'aucune sorte, et atteignirent leur apogée en quelques jours ; le malade buvait 12 à 15 litres de boisson, mangeait trois ou quatre livres de pain et beaucoup d'autres aliments; il se rendait d'autant mieux compte de l'augmentation de son appétit que, travaillant la nuit, dans les serres de la Ville de Paris, il était obligé d'emporter une grande quantité d'aliments et de boissons. En même temps les forces déclinèrent considérablement, le malade se fatiguait au moindre effort. Les forces viriles diminuèrent dans la même proportion, et bientôt le malade qui jusque-là avait régulièrement des rapports sexuels tous les jours, devint complètement impuissant.

Tous ces symptômes se constituèrent rapidement, dans l'espace d'un mois environ, puis restèrent stationnaires. Bientôt il s'y ajouta des troubles visuels : diplopie, amblyopie passagère.

Au bout de 18 mois, la dépression excessive des forces empêcha le malade de continuer son service. Vers cette époque, un pharmacien aurait constaté que ses urines contenaient 70 gr. de sucre par litre avec 8 à 9 litres d'urine. C'est à ce moment, d'ailleurs, que tous les accidents furent à leur maximum d'intensité.

A partir de cette époque, les mêmes symptômes persistèrent, mais allèrent plutôt en s'atténuant légèrement ; la polydipsie et la polyphagie décrûrent un peu ; cependant la mémoire diminua beaucoup, l'intelligence devint plus obtuse, la vue baissa considérablement et il apparut des douleurs dans les jambes et les genoux; douleurs continuelles et assez fortes, spontanées, survenant surtout la nuit, et qui, jointes aux autres symptômes, déterminèrent le malade à entrer à l'hôpital le 25 juin 1891.

A ce moment, nous constatons l'amaigrissement considérable du malade, son poids est tombé à 68 kil. alors qu'il était de 80 avant le début de sa maladie. Les articulations sont le siège de craquements; les artères sont dures et la tension artérielle est de 25 au sphygmomanomètre de Potain ; blépharite ciliaire ; calvitie. Disparition complète du réflexe rotulien. On note une légère hypertrophie du cœur, avec une exagération du 2e son. Submatité aux deux sommets du poumon avec respiration rude. En ce moment son appétit a considérablement diminué, il ne mange pas plus qu'un homme sain. Les urines montent à 6 litres environ, et contiennent 60 gr. de sucre et 36 gr. d'urée par litre.

Pendant toute la durée de son séjour à l'hôpital, le malade a continué de maigrir. L'appétit et la soif encore assez forts au début ont diminué progressivement pour s'éteindre complètement, le malade refusant la viande et le pain et ne pouvant manger que du raisin ou du melon ; les forces déclinèrent aussi très vite.

Au commencement du mois de juillet, le malade commence à tousser, à expectorer et à transpirer la nuit. On constate des craquements aux deux sommets. Quelques jours après apparaît une hémoptysie légère constituée par des crachats sanglants, qui se continue pendant une quinzaine de jours, en même temps que les signes stéthoscopiques de la fonte tuberculeuse s'accentuent considérablement et qu'apparaissent des signes cavitaires; l'expectoration nummulaire est caractéristique.

Urines. — Pendant tout son séjour, les analyses d'urines, faites régulièrement toutes les semaines, ont montré que la quantité de sucre se maintenait invariablement entre 60 et 70 gr., l'urée entre 6 et 7 gr. 5 par litre. La quantité d'urine se maintint aussi constamment entre 5 et 6 litres par jour, de sorte que la quantité de sucre rendu oscilla entre 300 et 400 gr., l'urée entre 30 et 42 gr. par jour. Les phosphates ont varié entre 2 gr. et 2 gr. 15 par litre.

Le 10 septembre, le malade veut absolument sortir. Il est dans un état de cachexie extrême, son poids est tombé à 48 kil., les forces ont complètement disparu, il ne peut marcher sans être soutenu, et est couvert de sueurs au bout de quelques pas.

6 *octobre*. — Le malade rentre dans le service.

Le malade ne mange plus qu'un peu de bouillon. Dégoût absolu pour les aliments. Tuberculose pulmonaire arrivée à la période cavitaire. Bacilles dans l'expectoration purulente. Urines peu abondantes (2 litres). Densité : 1025. Pas trace de sucre. Pas d'albumine. Urée, 25 gr. par litre. Température, 37°,4.

Chaque jour les urines sont examinées : pas de sucre. Le malade n'est plus qu'un tuberculeux pulmonaire vulgaire.

Le 29, amaigrissement extrême (poids 42 kilogr.). Ne répond qu'avec peine aux questions qu'on lui pose. La voix est éteinte. Torpeur continuelle.

Les yeux sont excavés, cerclés de noir. Le teint est terreux, les pommettes saillantes.

Peau terne, squameuse, sèche, rude au toucher. Pas d'œdème des extrémités.

Urines, un litre; densité, 1026. Ni sucre ni albumine. Urée, 20 gr. 125 par litre. Acide phosphorique, 4 gr. 10.

2 *novembre*. — Agitation toute la nuit. Pourtant, ce matin, il répond avec la plus grande lucidité. Le pouls est ralenti, intermittent (150 pulsations par minute). Toutes les masses musculaires ont fondu ; le malade n'est plus littéralement qu'un squelette. La langue est sèche, recouverte d'un enduit brunâtre. Température, 35 degrés. Urines, 400 gr.; densité, 1022. Ni albumine, ni sucre. Urée, 35 gr. Acide phosphorique, 6 gr. 80 par litre.

3 *novembre*. — Le malade a été calme toute la journée d'hier. Il poussait de temps à autre quelques cris plaintifs. Cette nuit, vers deux heures, il s'est mis à râler.

Il meurt à 7 heures du matin. L'urine émise dans les dernières heures ne contient pas de sucre. La température jusqu'aux derniers jours est cantonnée aux environs de 37 degrés.

Autopsie. — Parois du crâne non friables. Épaisseur normale. Circonvolutions pâles. La pie-mère se détache facilement. Pas d'altération des plexus choroïdes, des ventricules latéraux, de la toile choroïdienne du troisième ventricule. La substance cérébrale a sa consistance normale; pas de piqueté hémorrhagique.

Bulbe. — Les plexus choroïdes du quatrième ventricule sont normaux. État anémique du plancher du quatrième ventricule. Les coupes de la protubérance du bulbe, du cervelet, ne présentent aucune altération. La moelle, examinée dans toute son étendue, ne présente pas de lésion méningée ou nerveuse appréciable à l'œil nu.

Cavité thoracique. — Pas de liquide dans les plèvres. Les poumons droit et gauche sont farcis de gros tubercules. Cavité aux deux sommets. Les ganglions intertrachéobronchiques, prétrachéobronchiques, sous et sus-bronchiques sont hypertrophiés, noirâtres, caséeux.

Le *péricarde* n'est pas altéré. Pas de liquide.

Cœur. — Légère hypertrophie aux dépens du ventricule gauche. N'est pas surchargé de graisse. L'épaisseur de la paroi à sa partie moyenne est de 2 centimètres.

Les valvules de la mitrale sont souples. — Les piliers de la mitrale sont fermes, légèrement indurés. Les valvules aortiques sont souples, suffisantes. Les orifices des coronaires sont libres. L'aorte à son origine est dilatée et mesure 10 cent. et demi de circonférence.

L'aorte thoracique, dans toute son étendue, ne présente aucune plaque athéromateuse ni tache graisseuse; sa surface est parfaitement unie, très souple. Pas de périaortite.

Le *ventricule droit* n'est pas dilaté. Paroi normale (épaisseur, 5 millim.). Les valvules tricuspide et sygmoïdes pulmonaires sont normales.

Le cœur pèse 360 grammes.

Cavité abdominale. — Renferme environ 4 litres de liquide limpide, citrin.

L'*aorte abdominale* contraste par les inégalités de sa face interne avec l'aspect brillant de l'aorte thoracique. Elle est pavée dans toute son étendue de plaques athéromateuses à bords irréguliers. Ces plaques font dans la lumière des vaisseaux une saillie notable.

Les orifices du tronc cœliaque et de la mésentérique supérieure sont notablement dilatés.

Foie. — Poids, 1200 gr. Surface régulière. Apparence normale. La vésicule biliaire est dilatée; elle renferme une bile transparente, jaunâtre, limpide. Pas de calculs.

A la coupe, le parenchyme hépatique présente une résistance et une couleur normales. Pas de congestion, ni de dégénérescence graisseuse. La teinture d'iode ne donne pas la réaction amyloïde.

Rate. — Poids, 180 gr. Quelques plaques de périsplénite, substance ferme, tractus conjonctif du parenchyme très net. Pas d'hypertrophie des corpuscules de Malpighi.

Rein gauche atrophié (100 gr.), présente dans sa partie moyenne une cicatrice fibreuse qui s'étend jusqu'au niveau des calices, sectionnant ainsi le rein en deux parties égales. Ce qui reste du rein offre une substance corticale moindre d'épaisseur, alors que la substance pyramidale a totalement disparu par suite du développement du calice et du bassinet. De ce côté, l'uretère a un diamètre plus considérable que normalement. Il n'existe aucun obstacle sur l'uretère correspondant.

Rein droit (320 gr.). — La capsule se détache facilement. Le rein est hypertrophié dans tous ses diamètres, mais il produit le type normal.

A la coupe, le parenchyme est ferme, résistant, blanc grisâtre. La substance corticale a son épaisseur normale. Pas de kystes. Pas de dégénérescence amyloïde. Les artères de la voûte sont très dilatées.

Les *capsules surrénales* droite et gauche sont atrophiées. Leur surface est irrégulière, bosselée. Chacune pèse environ 4 gr. et demi. Incisées, elles se montrent formées d'une coque avec une cavité centrale qui occupe toute l'étendue de la capsule surrénale. On peut facilement y introduire le pouce. La face interne de la capsule est lisse, régulière, jaune chamois; elle offre l'apparence d'un doigt de gant. Il n'y a pas d'épaississement partiel de la paroi, pas de nodule caséeux (la paroi mesure 3 millim. d'épaisseur).

Sur tous les nerfs qui avoisinent la capsule, on voit disséminés une multitude de petits ganglions nerveux, gros comme des pois.

Estomac, mesure :

27 centimètres dans son diamètre transversal,
16 centimètres dans son diamètre vertical.

La surface interne ne présente aucune ecchymose.

Vessie, remplie d'urine (400 gr. environ).

Testicules, normaux ; vésicules séminales, normales.

L'*intestin grêle* et le *gros intestin* renferment des matières parfaitement colorées.

Veines fémorales, ne sont pas thrombosées

Pancréas, est réduit à l'état d'une bande transversale longue de 21 centimètres; son diamètre vertical dans la portion splénique est de 2 centimètres; l'organe conserve ce diamètre jusqu'au niveau de la tête, qui, elle, mesure 5 centimètres.

Le canal cholédoque, pour arriver à l'intestin, passe au milieu d'un tissu fibreux extrêmement dense; sa lumière est parfaitement libre ; la bile s'écoule avec la plus grande facilité dans l'ampoule de Vater. Il est impossible de retrouver l'orifice intestinal du canal de Wirsung.

L'incision de la tête pancréatique fait tomber sur une poche grosse comme une petite noix, remplie d'un liquide citrin ; la paroi de la poche, de quelques millimètres d'épaisseur, présente une surface interne extrêmement irrégulière, représentée par des lobules du parenchyme pancréatique encore très nets à ce niveau; elle s'est développée aux dépens du canal pancréatique accessoire, car elle siège au-dessus d'un tractus fibreux très dense, dont la lumière centrale punctiforme représente le canal principal. Si par la dissection on essaie de poursuivre le canal de Wirsung branché par cette poche, on est bientôt arrêté par un cul-de-sac.

Le parenchyme pancréatique a été sectionné dans une multitude d'endroits pour mettre en évidence le canal qu'on ne pouvait poursuivre. Or, sur chacune des surfaces de section apparaît le canal de Wirsung extrêmement réduit dans ses diamètres, et ne permettant l'introduction que d'un crin. Il était impossible d'examiner le canal dans une étendue de plus d'un centimètre, car on tombait bientôt sur des brides cicatricielles qui en oblitéraient la lumière. En aucun autre point que la tête, il n'y avait de dilatation kystique.

Sur toutes les surfaces des coupes, des lobules pancréatiques apparaissent encore très nettement; par la pression on les fait saillir hors de leurs gaines conjonctives.

Le pancréas semble avoir subi l'atrophie simple avec oblitérations multiples de ses canaux excréteurs.

Entre l'artère splénique et le bord supérieur du pancréas, se voient, au milieu de gros filets nerveux, un grand nombre de ganglions nerveux, les uns gros comme un grain de riz sec, les autres comme des grains de café.

Le volume de l'artère mésentérique, à sa naissance, est de 2 centimètres de circonférence, et de 2 centimètres et demi quelques millimètres plus bas.

Le *ganglion semi-lunaire droit* mesure :

Diamètre transversal.	4 centimètres.
— vertical externe.	25 millimètres.
— — interne.	9 —
L'épaisseur du ganglion est de	5 —

Le *ganglion droit* est dur, fibreux, grisâtre.

Le *ganglion gauche* mesure :

Longueur diamètre transversal.	5 centimètres.
— diamètre vertical.	2 —
Épaisseur.	8 millimètres.

Tronc cœliaque, mesure, à son origine, 2 centimètres.

L'*artère hépatique*, 25 millimètres.

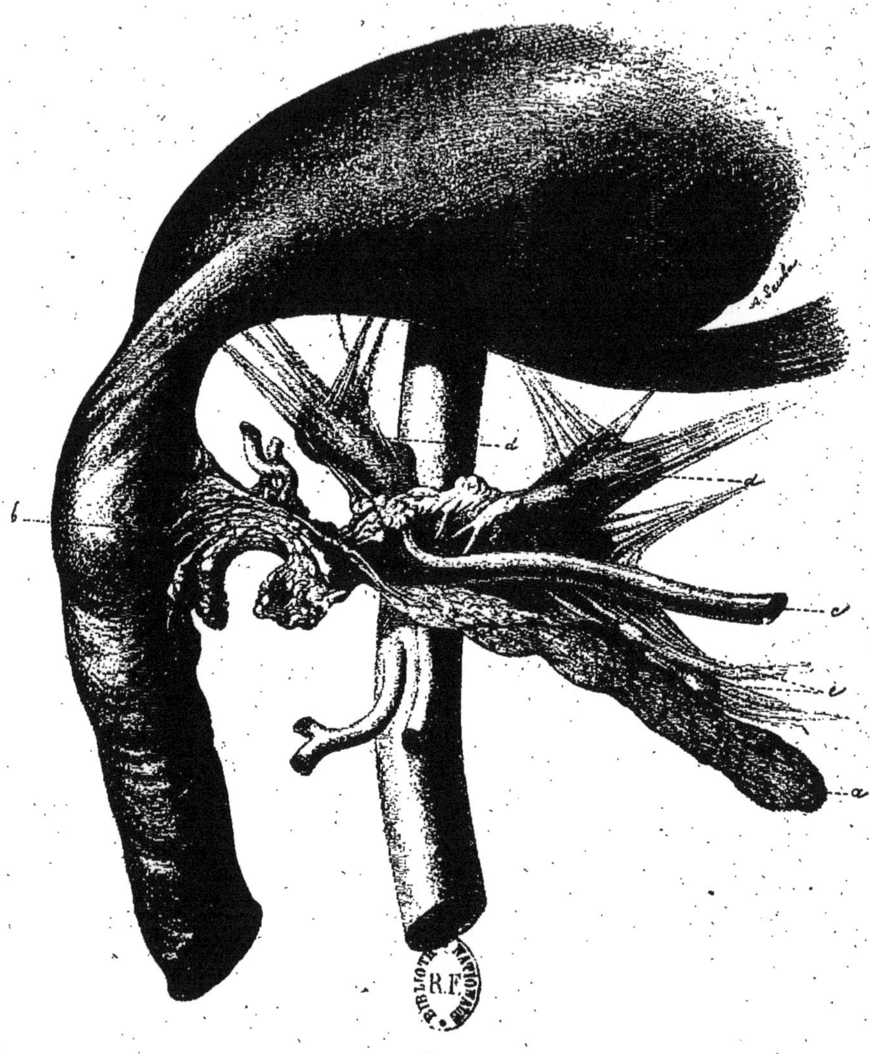

a. Pancréas atrophié.
b. Kyste.
c. Artère splénique.
d-d. Ganglions semi-lunaires hypertrophiés.
e-e. Ganglions solaires hypertrophiés.

L'*artère splénique* mesure :

Au niveau de sa partie moyenne. . . . 19 millimètres.
— de sa partie dilatée terminale. 2 centimètres.
— de sa naissance. . . . . . . 19 millimètres.

Tous les troncs nerveux qui émanent du plexus solaire pour irradier vers les plexus hépatique, splénique, mésentérique supérieur et surrénaux, sont semés d'une multitude de ganglions, les uns gros comme des fèves, les autres comme des pois. Les premiers sont nettement des ganglions lymphatiques et sont noirâtres, et, parmi eux, quelques-uns sont infiltrés de matière caséeuse ; les autres sont branchés sur les ramifications nerveuses.

On voit partir de leur périphérie des filets nerveux qui les unissent aux branches voisines. Des coupes d'un fragment de pancréas, pris deux heures après la mort et durci dans l'alcool absolu, montrent une sclérose interacineuse très accusée et intraacineuse légère ; les éléments nobles ont des contours nets, un protoplasma clair et un noyau qui se colore parfaitement (picro-carmin, hématoxyline). Des ganglions semi-lunaires sont sclérosés, mais les cellules ont leur aspect normal. Les coupes, mises en parallèle avec des coupes de ganglions sains, tranchent par leur extrême abondance en ces éléments

Observation II.

(E. Lancereaux, in *Bull. Acad. de Méd.*, novembre 1877, p. 1224).

Diabète sucré; polyphagie et polydipsie; glycosurie; amaigrissement rapide; pneumonie lobulaire avec large excavation pulmonaire. — Mort. — Obstruction des canaux pancréatiques par des calculs de carbonate de chaux; dilatation de ces canaux et atrophie du tissu glandulaire; hypertrophie des glandes de l'estomac et du duodénum.

J. B..., ébéniste, âgé de quarante-deux ans, né en Belgique, domicilié à Paris, père de quatorze enfants, a perdu sa mère d'aliénation mentale ; son père vit toujours. Quant à lui, à part la syphilis contractée à vingt ans et une perforation du voile du palais survenue un an plus tard, il s'est fort bien porté et sans le moindre embonpoint jusqu'au printemps de l'année 1874, époque à laquelle il fut atteint d'un anthrax du dos. C'est vers la même époque que son appétit augmenta, pour devenir peu à peu insatiable ; qu'il fut pris d'une soif vive et vit ses urines augmenter de fréquence. Bientôt après, il remarqua qu'il perdait ses forces et s'amaigrissait, ce qui ne l'empêcha pas de continuer son travail.

Dans le courant de l'année 1876, il eut à plusieurs reprises une céphalée parfois intense, des éblouissements, et vit une partie de ses dents, autrefois très bonnes, se carier. En été principalement, il ne pouvait satisfaire son appétit et éprouvait une soif très vive; il prétend qu'il rendait jusqu'à 14 litres d'urine dans les vingt-quatre heures. En août, il fut pris d'un œdème des membres qui persista pendant huit à quinze jours. Le 28 novembre, il venait réclamer nos soins.

C'est un homme grand, mince, pâle, très maigre, et qui, chaque jour, perd ses forces. Il a une soif inextingnible, un appétit insatiable, une polyurie abondante; ces circonstances jointes à l'examen des urines rendent évidentes l'existence d'un diabète. Aucun organe d'ailleurs ne paraît lésé : cerveau, cœur, poumons sont sains; le foie déborde très légèrement; il n'y a ni vomissements ni diarrhée (quatre ou cinq portions de 5 à 600 gr. de viande crue, 2 litres de lait, bière).

Pendant tout le cours de décembre, le malade rend chaque jour de 6 à 7 et même 8 litres d'une urine acide claire, très pâle. Ce liquide a une densité qui varie entre 1,030 et 1,039; il renferme une quantité de sucre qui oscille entre 500 et 560 gr. et une quantité d'urée qui est en moyenne de 20 gr., comme le montre le tableau ci-après. Ces variations de quantité paraissent être en rapport, celle des urines avec la quantité de boissons absorbées, celle de l'urée avec la quantité de viande ingérée; en tout cas, elles ne sont pas sensiblement modifiées même par une complication. Vers le 8 décembre, le malade commence à tousser, et au bout de quelques jours il expectore des crachats colorés, jaunâtres ou verdâtres, peu aérés, visqueux et intimement adhérents au vase. Ces crachats, qui ont tous les caractères de l'expectoration dans la pneumonie franche, nous conduisent à explorer la poitrine et nous constatons l'existence, au niveau de la région axillaire droite et en arrière, d'un souffle doux et de nombreux râles crépitants; néanmoins pas de réaction sensible : la température ne dépasse pas 37 degrés centigrades, du moins le matin; de telle sorte que ce nouvel accident est à peine remarqué par le malade. Au bout de quelques jours, il s'accompagne d'un œdème des membres inférieurs et même d'une partie du tronc. L'expectoration continue, et les crachats conservent à peu près les mêmes caractères jusqu'à la fin de décembre. Dans les premiers jours de janvier, expectoration sanguinolente pendant trois jours; à partir de ce moment les crachats se modifient; ils sont blanchâtres, opaques, peu aérés et beaucoup moins visqueux; ils ressemblent aux crachats de la bronchite et plus tard à ceux de la phtisie pulmonaire.

DATE.	DENSITÉ.	VOLUME.	SUCRE.	URÉE.	OBSERVATIONS.
			gr.		
30 nov. . .	1037	6750	»	16,75	
1er déc. . .	1038	5900	560	20,65	
2 — . .	1037	6000	»	22,20	
3 — . .	1037	6000	»	23,70	
4 — . .	1034	7000	»	20,13	Une bouteille de bière.
5 — . .	1035	6000	»	17,79	
6 — . .	1035	6000	»	20,85	
7 — . .	1037	6500	»	17,79	Deux bouteilles de bière.
8 — . .	1035	6000	»	6,85	
9 — . .	1035	3500	»	31,50	
10 — . .	1033	7000	»	16,00	
11 — . .	1032	8000	»	17,50	
12 — . .	1035	7000	»	31,68	
13 — . .	1036	7000	»	?	
14 — . .	1034	7000	»	32,00	Viande crue.
15 — . .	1033	8000	»	29,85	
16 — . .	1035	7000	»	28,00	
17 — . .	1035	7000	»	16,51	
18 — . .	1031	8000	»	?	
19 — . .	1033	7800	»	22,60	
20 — . .	1034	6000	»	10,76	
21 — . .	1033	7600	»	20,80	
22 — . .	1030	8000	»	16,69	

D'ailleurs, à partir du mois de janvier, l'appétit diminue; la viande crue, dont le malade était amateur, est bien moins acceptée: nous la remplaçons par de la viande grillée. L'amaigrissement progresse à vue d'œil, la quantité des urines diminue. Des gargouillements sont entendus dans la fosse sus-épineuse du côté droit; le poumon de ce côté respire partout assez mal; à gauche, il existe d'abondants râles muqueux, et sur quelques points un souffle léger ou du moins une diminution notable du murmure vésiculaire.

Les gencives sont molles, fongueuses et légèrement saignantes; les dents tendent à se déchausser, et, quoique très belles autrefois, elles sont aujourd'hui pour la plupart altérées. La vue est à peu près normale, le malade ne s'en plaint pas.

Les urines sont moins abondantes; elles dépassent rarement 6 litres; leur densité, qui était au commencement de décembre de

1 038, vers le 15 de 1 035, et à la fin de ce mois de 1 030, n'est plus que de 1 024 à 1 028 dans le courant de février. La quantité de sucre est également moindre; de 560 gr. elle tombe à 460. L'urée, qui diminue sous l'influence de la bière et augmente sous celle de la viande, est en somme moins abondante; au contraire, les chlorures et les phosphates sont en augmentation. Les selles n'ont aucun caractère qui frappe; elles sont rares.

A partir du 15 février, la température s'élève : 37°, 5 le matin, 38° et quelques dixièmes le soir. La lésion pulmonaire progresse et s'accompagne d'un dépérissement de plus en plus prononcé. A la constipation succède une diarrhée poisseuse, et bientôt il se produit de l'œdème; l'appétit diminue et les digestions sont mauvaises. Le malade, épuisé, tombe enfin dans un marasme profond: il ne peut retenir ni les matières fécales ni les urines; il devient somnolent, cesse de manger et succombe avec du muguet le 8 mars.

Autopsie. — Les os du crâne sont amincis, les méninges normales: les artères cérébrales sont saines, le cerveau et le cervelet normaux, Le plancher du 4e ventricule n'a rien de spécial, mais le bulbe incisé est le siège d'une vascularisation marquée. La moelle épinière est un peu molle, légèrement injectée.

Le poumon gauche adhère à la paroi thoracique dans la plus grande étendue du lobe inférieur. Il est parcouru à sa base par des tractus membraneux qui le rétractent et lui donnent une apparence lobulée semblable à celle d'un rein de jeune enfant. Ses deux lobes sont réunis par des fausses membranes; le supérieur est fortement pigmenté ; intact à son sommet, il est altéré à sa base dans une grande étendue par la présence de petites masses lenticulaires blanchâtres ou jaunâtres qui se tranchent au couteau et offrent une surface de section chagrinée. Plus bas existe une masse caséeuse de 8 centimètres environ de diamètre, également blanchâtre, avec des points de pigmentation et une surface de section granuleuse comme dans la pneumonie lobaire; ailleurs le parenchyme est induré, lisse à la coupe, de teinte grise ou verdâtre, semé de points jaunes, caséeux, en voie de ramollissement. Les bronches sont normales, en tout cas peu dilatées. Le lobe inférieur ne présente aucune masse caséeuse, mais il est le siège, à la coupe, de tractus fibreux blanchâtres et de cicatrices rayonnées qui donnent raison des dépressions de la surface.

Le poumon droit (poids 1 470 gr.) est le siège d'une hépatisation lobulaire occupant les lobes supérieur et moyen. Le parenchyme offre à la coupe des taches de pigmentation interposées entre les lobules, qui sont les uns rosés ou grisâtres, les autres jaunâtres ou blanchâtres, la plupart peu consistants, légèrement granulés, et par places des points jaunâtres miliaires très différents des tubercules. A la partie centrale du lobe supérieur existe une excavation qui mesure 4 à 5 cent. de hauteur, 2 à 3 de largeur et qui renferme une bouillie blanchâtre, sorte de crème liquide. Le lobe inférieur est crépitant; son parenchyme, crépitant, est, comme celui du poumon gauche, parcouru de tractus fibreux entourés d'un pigment noir. Ces tractus irradient pour la plupart de quelques points centraux, et en cela ils ressemblent assez à ceux que l'on observait dans l'altération syphilitique dont j'ai entretenu récemment l'Académie. Les bronches correspondantes sont légèrement dilatées. Les ganglions bronchiques sont volumineux, pigmentés et pour la plupart récemment altérés.

Le *cœur* renferme des caillots cruoriques et fibrineux : d'un volume à peu près normal il présente une large plaque laiteuse sur sa face antérieure. Son tissu est assez rouge et ferme; il existe un léger degré d'hypertrophie concentrique du cœur gauche, qui est l'indice d'une diminution de la masse sanguine.

Le *foie* hyperémié pèse 1430 gr. Sa consistance et sa coloration sont peu ou pas modifiées. A sa surface se dessine un riche réseau, lymphatique. La bile est peu colorée. La *rate* est augmentée de volume, un peu molle et le siège d'une légère dépression transversale. Les *reins* sont plutôt augmentés que diminués de volume. Le droit pèse 140 gr.; son parenchyme normal adhère sur quelques points à la capsule. Le rein gauche est occupé par un kyste qui a le volume d'un marron; il est d'ailleurs normal. La vessie est large, légèrement hypertrophiée; la prostate est normale.

Les dents restantes sont déchaussées, pour la plupart cariées. L'estomac est large, manifestement dilaté; ses tuniques, principalement la membrane muqueuse, sont hypertrophiées. Les glandes font saillie à la surface de cette dernière, qui se trouve recouverte d'un mucus épais, visqueux, très adhérent. Les glandes duodénales sont très saillantes et manifestement hypertrophiées. L'intestin grêle injecté contient des matières d'un jaune verdâtre, ayant l'aspect de matières grasses, mais qui sont principalement composées de mucus coloré par la bile.

Le *pancréas*, siège de la principale altération, dut être cherché pendant quelque temps et ce n'est qu'avec grand'peine que je parvins à le trouver, de sorte que, si je n'avais eu à l'avance l'intention d'examiner cet organe, il m'eût certainement échappé. Il est, en effet, considérablement diminué de volume, jaunâtre, mince, aplati et d'aspect rubané. La substance parenchymateuse a disparu, et ce qui en reste se trouve transformé en granulations moléculaires grisâtres ou graisseuses. Le canal principal qui va se jeter dans le duodénum un peu au-dessus de l'ampoule de Water, est élargi au point que son calibre n'est pas moindre que celui de l'uretère; le canal accessoire, un peu moins large, aboutit à cette ampoule avec le canal cholédoque. La cause de la dilatation des canaux pancréatiques est la pré-

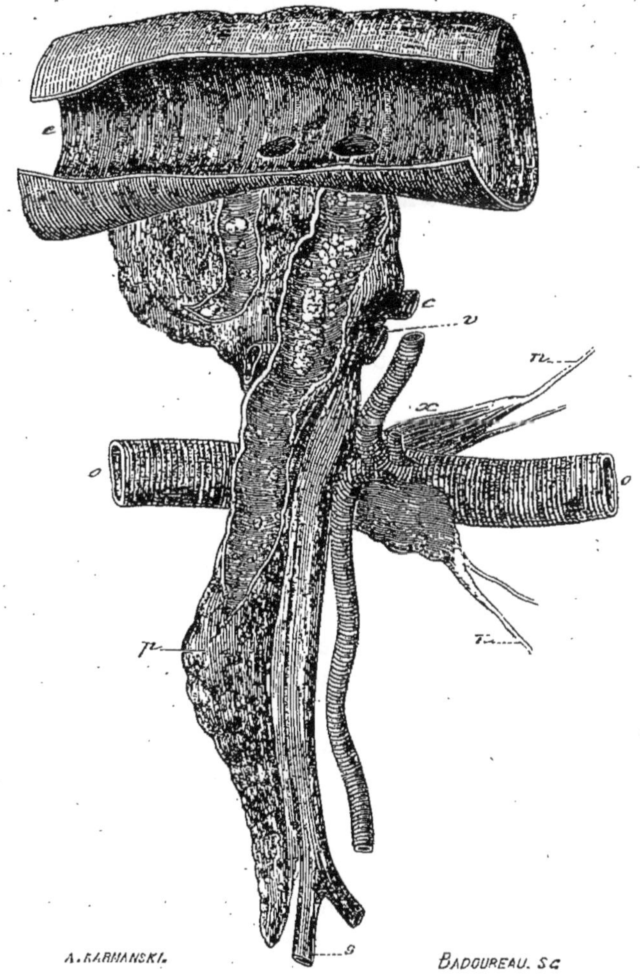

Calculs des canaux du pancréas avec atrophie de cette glande; *oo*, aorte; *nn*, nerfs splanchniques et ganglions semi-lunaires; *x*, tronc cœliaque; *s*, *v*, veine splénique; *p*, pancréas dont les canaux bourrés de calculs s'ouvrent dans l'intestin *e*; *c*, canal cholédoque qui débouche avec le canal accessoire dans l'ampoule de Water.

sence, dans leur intérieur, de nombreux calculs d'un blanc brillant et d'un volume variable. Ces calculs possèdent des arêtes nombreuses; ils sont légers, entièrement composés de carbonate de chaux; l'un cylindrique, et dont le volume dépasse celui d'un gros pois, a une longueur de près de 2 centimètres; les autres sont moins volumineux, mais très nombreux, de sorte que le canal principal est comme bourré par ces corps étrangers dans toute l'étendue de la tête de l'organe, et le canal accessoire dans toute sa longueur; aussi est-il facile de suivre ces canaux. Les conduits qui viennent s'aboucher dans ces canaux ont, pour la plupart, leurs orifices bouchés par des calculs plus petits, de telle sorte que la glande tout entière se trouvait dans l'impossibilité absolue de sécréter, au moins depuis un certain temps.

Les ganglions semi-lunaires se font remarquer par leur fermeté et leur volume relativement considérable; en somme, ils paraissent hypertrophiés. Les cellules nerveuses uni et bipolaires existent avec leurs noyaux et leurs prolongements; elles sont en grand nombre, et partout ces ganglions sont intacts. Les muscles sont partout décolorés, amincis et réduits à de simples bandelettes. Les os sont manifestement raréfiés; les côtes et les corps vertébraux se tranchent facilement au couteau. Le tissu cellulaire adipeux a totalement disparu.

Observation III[1].

Diabète maigre. — Début brusque. — Émotion vive.
Pas d'altération pancréatique. — Hypertrophie des ganglions solaires.

Le nommé M..., Adrien, âgé de 28 ans, gardien à la Roquette, entre le 17 mai 1890, salle Saint-Thomas, n° 10, à l'Hôtel-Dieu, dans le service de M. le Dr Labbé.

Antécédents héréditaires. — Père robuste sans être obèse, n'ayant aucun signe d'herpétisme, mort de la variole à 34 ans. Mère grosse, pesait, au dire du malade, de 160 à 170 livres; jamais malade jusqu'à l'âge de 44 ans. A cette époque, elle commence à être oppressée, à avoir les jambes enflées. Entre à l'hôpital, à diverses reprises, pour ces accidents. Morte subitement en voiture à l'âge de 49 ans. Un frère mort noyé à 28 ans. Deux sœurs bien portantes, n'ayant présenté ni migraines, ni rhumatisme, ni obésité.

Antécédents personnels. — Aucune manifestation herpétique. Pas d'excès alcooliques. A toujours été fort, vigoureux. Fièvre typhoïde à 18 ans.

Engagé comme soldat, part en Tunisie; au bout de 6 mois, a une première attaque de fièvre intermittente, revenant tous les jours avec

1. Communiquée par notre excellent collègue et ami M. Auscher.

les symptômes habituels : frisson violent, chaleur, sueurs. Les accès disparurent après quelques jours de traitement, mais revinrent depuis une quinzaine de fois environ. En juin 1882, atteinte de dysenterie (selles sanglantes et d'aspect graisseux) qui ne dura que 8 jours, mais nécessita une convalescence de 3 semaines.

Revenu en France en juillet 1883, le malade, qui se portait très bien, eut encore 5 à 6 accès de fièvre intermittente.

Libéré du service militaire en septembre 1885, il se marie et entre comme gardien à la Roquette.

En 1887, il a eu un seul accès de fièvre intermittente. Jamais depuis. De 1886 à 1889, M... a éprouvé de grands chagrins de famille, entre autres la perte d'une petite fille qu'il affectionnait beaucoup et qui mourut des suites de brûlures.

Il tombe malade dans les premiers jours d'octobre 1989; il dit qu'à ce moment il mangeait énormément (2 livres de pain, de la viande, des légumes). Il avait en même temps une soif très vive, buvait 5 à 6 litres de liquide et urinait environ la même quantité. Pas de diarrhée, au contraire constipation opiniâtre. La nuit suivante, ne put dormir à cause des douleurs violentes qu'il ressentait dans la région lombaire et des envies qu'il avait de boire, de manger et d'uriner.

Les jours suivants, ces phénomènes s'aggravent; il fait néanmoins son service, mais avec peine. Il ressent une grande faiblesse dans les jambes et marche difficilement. A chaque instant, il est obligé d'interrompre son service pour aller boire, manger ou uriner.

L'amaigrissement commence, et la faiblesse devient si grande que le malade est obligé de cesser son service.

Vers le 1er novembre, il s'aperçoit de son impuissance génésique.

Le 10 novembre, un médecin, consulté, constate que ses urines contiennent une grande quantité de sucre, et le soumet au régime des diabétiques, qu'il est obligé de cesser au bout de 15 jours, faute de ressources. Reste chez lui du 25 novembre au 10 janvier, se soignant comme il pouvait. Loin de s'améliorer, son état s'aggrave rapidement. Faim excessive : mange 3 livres de pain et une livre de pommes de terre; soif persistante, boit 10 litres et urine la même quantité. Les digestions sont néanmoins faciles.

L'amaigrissement s'accentue; le moindre petit effort est suivi d'une grande fatigue.

Le sommeil est interrompu, à chaque instant, par le besoin impérieux de boire, manger et uriner.

Le 10 janvier 1890, va dans les Vosges, son pays natal, où il séjourne jusqu'en mai.

Pendant un certain temps, il se nourrit exclusivement de lard, de choux, de pain, dont il mangeait de grandes quantités. Mais, pris de dégoût pour la viande de porc, il se contente d'une soupe faite de légumes, dont il mange 6 litres, sans compter 3 livres de pain. A ce moment, sa soif était si grande, qu'il buvait de 15 à 16 litres d'eau, 2 litres parfois d'un seul trait. La quantité de ses urines s'éleva à près de 22 *litres*.

En février, sa vue commence à baisser; il voit trouble, ne distingue plus les objets. Son caractère s'assombrit; il devient triste, irascible se met en colère pour le motif le plus futile; est poursuivi par l'idée qu'il est atteint d'une maladie incurable qui doit l'emporter bientôt, laissant sa femme et son enfant dans la misère.

Tout travail intellectuel lui est devenu pénible, ne rédige une lettre qu'au prix de grands efforts, et les lignes de son écriture s'enchevêtrent les unes dans les autres.

Digestions laborieuses; oppression surtout après les repas du soir. Ne peut rester au lit.

Constipation habituelle, diarrhée deux fois seulement, mais, nous dit-il, sans que ces matières continssent des proportions anormales de graisse. (Il est, d'ailleurs, très affirmatif à cet égard; il raconte que chaque fois qu'il eut la diarrhée il examina ses selles, craignant le retour de la dysenterie, dont il avait été atteint en Tunisie, car, à cette époque, il avait remarqué qu'elles étaient sanglantes et comme graisseuses.) Sa faiblesse est si grande qu'il ne peut faire quelques pas sans l'aide d'un bâton.

En avril, survient un œdème, d'abord limité aux membres inférieurs et aux parties génitales, puis généralisé à tout le corps. Les yeux, gonflés, ne pouvaient s'ouvrir.

Vers la même époque, apparition de quatre furoncles aux fesses et à la jambe droite.

En même temps, début d'une petite toux sèche, plus fréquente la nuit, accompagnée de sueurs.

Voyant son état s'aggraver de jour en jour, le malade rentre à Paris et demande son admission à l'Hôtel-Dieu le 17 mai 1891.

État actuel. — Homme de taille élevée (1 m. 70), pâle, les traits tirés, sans bouffissure du visage, très amaigri. L'amaigrissement est principalement marqué sur les membres et le tronc.

Sur les pieds existe un œdème mou, blanc, indolore, qui s'arrête sur la face dorsale au niveau des malléoles. Sur la jambe droite, on voit la marque des furoncles; il n'y a pas de troubles trophiques. Le malade se plaint de céphalée, de troubles de la vue, sans que l'ophtalmoscope indique de lésion. Il éprouve une grande fatigue intellectuelle; le moindre effort l'accable.

Sa faiblesse est telle qu'il ne peut, sans une vive oppression, monter un escalier. Il continue à tousser; de temps en temps, il expectore des crachats épais, verdâtres, d'un goût désagréable.

L'haleine est fade, l'émail des dents présente çà et là des érosions.

Le ventre est ballonné, sillonné par un réseau veineux très développé, tendu; la cicatrice ombilicale est en partie effacée. Toute la région de l'hypochondre droit est le siège d'une vive douleur à la pression, sans qu'on puisse, par la percussion et la palpation, reconnaître si le foie est hypertrophié. Il est également impossible, à cause du tympanisme, de faire la palpation des organes profonds.

Le malade n'a jamais eu d'ictère.

Le cœur est normal.

A la percussion, on note, à droite et en arrière, au niveau des 7e, 8e et 9e espaces intercostaux, une zone de submatité de la largeur de la main. Les vibrations sont notablement augmentées dans la même étendue.

La faim est impérieuse. La soif, ardente, est difficile à évaluer, le malade allant boire au robinet; il estime cependant qu'il boit environ 15 litres. Les mictions sont fréquentes; les urines, pâles, décolorées, d'une consistance sirupeuse, s'élèvent à 18 litres: elles renferment une quantité énorme de sucre, 1 475 gr., mais pas d'albumine.

Fait important à noter : le sucre ne diminue pas, malgré la suppression des féculents. Le malade s'affaiblit davantage, l'œdème des jambes monte et envahit le visage; les yeux, gonflés, restent fermés. On revient aux féculents, et en même temps on prescrit l'antipyrine à la dose de 4 gr., le bicarbonate de soude jusqu'à 12 gr. Dans les premiers jours, le sucre diminue un peu, mais pour remonter ensuite. On ajoute au traitement la pancréatine et la pepsine, mais sans succès notable.

A ce moment, le malade mange : pain 3 livres, viande 750 gr., œufs, légumes.

23 *juin.* — Poids du malade, 112 livres; à son entrée il pesait 120 livres; depuis le 17 mai, il a donc perdu 8 livres.

A la fin de juillet, le malade a eu une angine qui, pendant dix jours, l'a empêché de prendre aucune nourriture. L'amaigrissement a, pendant ce temps, fait de rapides progrès; le 8 août, il ne pesait plus que 90 livres, ayant, par conséquent, depuis le 23 juin, perdu 22 livres.

Depuis cette époque, il éprouve du dégoût pour la viande. Il y a des jours où il ne peut en manger.

15 *septembre.* — Au milieu de la nuit, le malade a été pris subitement de coliques abdominales extrêmement violentes. Ces douleurs

siégeaient au-dessous de l'ombilic et revenaient par crises d'une demi-heure de durée chaque fois. Ne pouvant rester au lit, il s'est levé toute la nuit, en proie à de vives souffrances qu'il essayait de calmer en prenant toutes les positions. Le lendemain, ces douleurs avaient disparu.

Pas de diarrhée; persistance de la constipation.

20 *octobre.* — Le poids du malade est de 114 livres; il a augmenté de 14 livres depuis le 8 août; néanmoins, l'état général ne s'est pas amélioré. La faiblesse a augmenté; il ne descend plus, reste toute la journée assis près de son lit. Ses cheveux tombent en abondance; ses dents se carient sans douleur, elles s'en vont par fragments pendant la mastication. La peau est sèche, ridée, écailleuse; les extrémités sont froides. Les réflexes plantaire et rotulien sont totalement abolis. Le ventre est toujours très ballonné, douloureux dans la région de l'hypochondre droit. L'appétit diminue; le malade éprouve toujours du dégoût pour la viande (mange environ 3 livres de pain, une livre de viande, œufs, poudre de viande). Les digestions sont toujours pénibles, accompagnées d'une dyspnée intense. La constipation est habituelle. Il boit 10 ou 12 litres, et urine environ 15 litres.

4 *novembre.* — Dans la nuit du 2 au 3 novembre, vers 10 heures du soir, le malade a été repris de coliques semblables à celles du 25 octobre. Elles siégeaient dans la région sous-ombilicale de l'abdomen, et revenaient par crises d'une durée de trois quarts d'heure chaque fois. Le malade n'a pu dormir. Les douleurs ont continué pendant toute la journée du 3; elles se sont un peu calmées la nuit; le malade a pu prendre un peu de repos, mais elles ont reparu. Nous trouvons ce matin le malade sans fièvre, mais très fatigué et répondant difficilement. De temps en temps, quand survient une colique, sa physionomie prend l'expression d'une vive souffrance. Le ventre est ballonné, dur, douloureux. La constipation persiste; le malade n'est pas allé à la selle. La langue est rouge, vernissée. L'appétit est nul : il refuse tout aliment.

En novembre 1890, le malade passe à l'hôpital Tenon, salle Gerando, dans le service de M. le docteur Moizard. A ce moment, le malade commence à se plaindre de sa vue; les deux cristallins sont pris de cataracte qui progresse rapidement; au bout de deux mois le malade n'a plus que la sensation lumineuse, sans distinguer aucun objet.

Polyurie, polydipsie, polyphagie sont toujours les mêmes; malgré la quantité énorme de boissons et d'aliments ingérés, le sujet devient squelettique.

Du muguet apparaît dans la bouche et sur le gland et le prépuce.

En février 1891, M... revient à l'Hôtel-Dieu, dans le service de M. le professeur G. Sée, salle Saint-Christophe, nº 35. On l'opère avec succès de ses cataractes; les plaies cornéennes faites à ce propos se sont cicatrisées comme chez un sujet sain, en trois jours environ.

Une nouvelle analyse des urines faite à cette époque donne 1 200 gr. de sucre avec 14 litres d'urine par jour; du reste, ces urines ont une consistance un peu sirupeuse,

Le 2 mars, le malade se plaint d'un point de côté sous la pointe inférieure de l'omoplate droite. Pas d'expectoration. Pas de fièvre. On entend à ce niveau des bouffées de râles bulleux fins à l'inspiration.

DATES.	QUANTITÉ D'URINE.	SUCRE.		DATES.	QUANTITÉ D'URINE.	SUCRE.	
		par litre.	par 24 h.			par litre.	par 24 h.
	litres.	gr. c.	gr. c.		litres.	gr. c.	gr. c.
4 juin.	14	62,50	875,00	17 juin.	10	67,05	675,00
6 —	15	65,68	985,00	18 —	12	59,00	684,00
7 —	18	53,64	965,00	19 —	10	75,06	756,00
8 —	13	»	»	20 —	14	64,00	896,00
9 —	15	68,00	1032,00	21 —	14	55,00	783,00
10 —	20	»	»	22 —	12	»	»
11 —	16	60,38	966,00	23 —	10	76,08	768,00
12 —	18	59,00	1062,00	24 —	10	»	»
13 —	15	»	»	25 —	10	»	»
14 —	18	59,00	1062,00	26 —	10	63,65	636,05
15 —	15	67,15	1007,25	27 —	12	»	»
16 —	11	78,65	865,15	Février 1891.	14	85,71	1200,00

Cette douleur disparaît, en même temps qu'apparaissent à ce niveau des râles humides. Le malade a des crachats verts nummulaires. La recherche des bacilles tuberculeux a été faite plusieurs fois sans succès.

Le 30 *mars*. Le malade s'alite définitivement; il refuse les aliments et ne prend plus que 5 litres de lait par jour. Il se plaint d'une dyspnée considérable. Les crachats sont abondants, nummulaires, nageant dans une sanie grisâtre; l'odeur de ces crachats est aigrelette, mais non repoussante. A l'auscultation, on entend à droite et en arrière des gargouillements, et sur plusieurs points des foyers de broncho-pneumonie.

L'état du malade décline rapidement. Il meurt le 11 avril, sans avoir présenté, à proprement parler, de coma.

Autopsie faite 24 heures après la mort.

(Le pancréas a pu être enlevé deux heures après la mort.)

Cavité cranienne. — Rien à noter. Bulbe normal.

Moelle. — Vascularisation plus prononcée qu'à l'état normal des cordons postérieurs.

Cœur. — Volume normal. Caillots fibrineux adhérents dans les 2 cœurs. Pas d'athérome de l'aorte.

Poumons.—Quelques adhérences détachables à droite. Les sommets sont sains. Il existe dans les lobes inférieurs des deux poumons une multitude de noyaux de broncho-pneumonie qui sont grisâtres sur la coupe qui est sèche. Ces noyaux ne paraissent pas être de nature tuberculeuse.

Sur des coupes de ces noyaux traitées par la fuchsine de Ziehl, on on n'a pas trouvé de bacilles.

Le *corps thyroïde*, *bronches*, *trachée*, *larynx*, *muqueuses* intacts.

Foie. — Mou, non pigmenté, lisse sur la coupe, sans cirrhose appréciable (1 700 grammes). Le hile est normal; la vésicule biliaire est affaissée.

Rate, normale (200 gr.).

Reins, assez gros. La substance corticale tire sur le jaune avec des stries rouges. Les pyramides ont l'aspect rouge normal. Capsules surrénales normales.

Tube digestif. — *Estomac* distendu, muqueuse d'apparence normale. Le *duodénum* est rempli de matières jaunâtres diffluentes qui dans le reste du tube digestif sont molles d'abord, moulées ensuite, non décolorées et non graisseuses.

Mésentère, autour du tronc cœliaque et de la mésentérique supérieure on trouve d'énormes ganglions de couleur blanche présentant à la coupe l'aspect du beurre. Les coupes faites de ces ganglions ont démontré qu'il ne s'agissait pas de ganglions lymphatiques mais de ganglions nerveux dépendant du système solaire. Au milieu de ces ganglions nerveux hypertrophiés, il a été impossible de déterminer si la lésion portait sur les ganglions semi-lunaires.

A la coupe, on trouve des faisceaux des fibres Remack et des cellules ganglionnaires du grand sympathique nouées dans une atmosphère graisseuse extrêmement développée.

Pancréas. — Aspect normal, ne contient pas de calculs; ouverture de tous les canaux pancréatiques.

Les coupes portant sur des morceaux frais du pancréas mis immédiatement dans l'acide osmique au 1/1000e et le Muller osmié, ont présenté un aspect normal; les cellules, tant des acini que des canaux excréteurs, étaient parfaitement normales. Il n'y a pas trace de prolifération conjonctive péri ou intralobulaire.

Les vaisseaux sont normaux.

Observation IV.

Epithéliome pancréatique limité à la tête de l'organe. — Oblitération du canal de Wirsung. — Sclérose et atrophie simple du reste de la glande.—Diabète. Polydipsie, polyurie, glycosurie persistantes; amaigrissement; pas de polyphagie ni d'azoturie).

La nommée M..., Marie, 60 ans, sans profession, entre, le 11 septembre 1891, à l'Hôtel-Dieu, dans le service de notre maître M. Lancereaux, salle Sainte-Martine, lit n° 5. (Elle avait été auparavant, pendant trois mois, soignée à l'hôpital du Perpétuel-Secours à Levallois, par M. Lancereaux.)

Ses père et mère sont morts alors qu'elle était encore enfant, aussi ne peut-elle donner sur leurs antécédents pathologiques aucun renseignement. Quant à elle, elle n'a dans sa jeunesse présenté aucun des phénomènes habituels de l'herpétisme (épistaxis, migraines, etc.).

En excellente santé jusqu'en mai 1891, elle commence à ressentir à cette date une soif inextinguible. La nuit, elle est obligée de se lever sept ou huit fois pour uriner et boire; mais, contrairement à ce que l'on remarque d'habitude dans le diabète pancréatique, il est impossible à la malade de préciser le jour, la semaine où ont débuté les phénomènes. C'est petit à petit, ajoute-t-elle, que cette envie de boire a augmenté jusqu'à devenir un tourment continuel. L'exagération de la soif, la polyurie, la glycosurie et l'amaigrissement ont, jusqu'à la mort, constitué tout l'ensemble symptomatique. L'appétit conservé restait normal, les forces persistaient. Dans les premiers jours de décembre il fut encore possible à notre malade de faire de longues marches à pied. L'amaigrissement est énorme, les masses musculaires ont fondu, et en de nombreux points la peau est collée aux os. Les facultés intellectuelles persistent absolument intactes et la mémoire se maintient aussi fidèle que par le passé. La vue, l'ouïe, l'odorat et le goût ne sont point altérés. Les artères sont dures, athéromateuses. Les cheveux sont rares. Pas d'autre trouble trophique.

Aux deux sommets des poumons, râles muqueux avec submatité et résistance au doigt, indice d'un bacille en évolution (bacilles dans les crachats).

Cœur régulier; tension artérielle 20.

Les urines (densité 1 030 à 1 035, acides, jaune paille) varient entre 3 et 5 litres, et contiennent 280 à 350 gr. de sucre, 12 à 21 gr. d'urée. Pas d'albumine. Devant cet ensemble phénoménal, le diagnostic resta quelque temps hésitant, et quoique l'existence d'une lésion pancréatique fût définitivement admise, on pouvait objecter, pour rejeter son existence, l'absence de début brusque, la vive exagération de la faim, la faible quantité des urines, du sucre et surtout d'urée, et enfin l'intégrité parfaite des fonctions intellectuelles.

Pendant toute la période où elle fut soumise à notre examen (du 11 novembre au 26 décembre), aucun phénomène nouveau ne survint. Appétit nul, constipation habituelle, soif modérée; pas d'amaigrissement (pesait 78 livres le jour de son entrée, 79 le 24 décembre).

26 *décembre*, dans l'après-midi, la malade se lève et est prise de syncope; le matin, elle était dans son état habituel. Pressentiments de mort prochaine. Aucune douleur.

27 *décembre*. — Elle nous raconte avec la plus grande lucidité d'esprit ce qui lui est arrivé, elle insiste sur sa fin prochaine, que rien ne justifie en apparence. Elle a conservé l'appétit, est allée régulièrement à la garde-robe, a bien dormi. Dans la soirée, après une journée tranquille, elle tombe tout à coup sans connaissance, urine sous elle, se débat et meurt une heure après (11 heures) sans avoir repris connaissance.

AUTOPSIE. — *Cavité crânienne. Cerveau.* — Les artères de la base de l'encéphale sont athéromateuses (plaques blanches disséminées). Les méninges se détachent bien. La substance cérébrale est ferme, grisâtre, plus dense que normalement, semble desséchée. Les cavités ventriculaires ne sont pas dilatées. La substance nerveuse présente un piqueté hémorrhagique des plus nets. Ni foyer de ramollissement ni d'hémorrhagie.

Pas de lésion du bulbe et du cervelet.

CAVITÉ THORACIQUE. — *Poumons.* — Adhérences aux sommets surtout prononcées à gauche. Cavernules, tubercules confluents et granulations miliaires dans les lobes supérieurs. Pas de foyer d'hépatisation. Péricarde sain, pas de liquide.

Cœur. — Ventricule gauche hypertrophié (épaisseur de la paroi, à sa partie moyenne, 2 centimètres et demi), revenu sur lui-même. Valvule mitrale saine. Pas de caillot dans la cavité de ce ventricule, absolument vide.

L'orifice aortique et son appareil valvulaire sont intacts, l'embouchure des coronaires est libre.

Le ventricule droit ne renferme aucun caillot, ses valvules tricuspide et pulmonaire sont saines. L'aorte non dilatée présente quelques plaques athéromateuses de petite dimension. Il n'existe aucune cause de compression le long des troncs nerveux sympathiques et pneumogastriques.

Cavité abdominale. — Adhérence complète du diaphragme au foie sur toute l'étendue de la face supérieure de cet organe.

Foie. — Poids, 1 450 gr. Apparence normale, ni graisseux, ni amyloïde, ni sclérosé. La vésicule biliaire contient une bile verdâtre, transparente, sans calculs, que la moindre pression fait couler dans l'intestin. Pas de noyau épithéliomateux secondaire.

Rate, petite, poids 80 gr.

Reins. — Leur capsule se détache difficilement et entraîne avec elle des débris de parenchyme. Leur surface est décolorée, blanchâtre, parsemée de kystes colloïdes. La substance corticale est diminuée d'épaisseur, les artères dilatées restent béantes à la coupe. Poids, droit 90 gr., gauche, 130 gr.

Vessie, uretères normaux.

Tube digestif. — Dilatation énorme de l'estomac, encore rempli d'aliments non digérés. Petit et gros intestin d'apparence sains.

Plusieurs corps fibreux pédiculés sur l'utérus. Annexes non lésées.

Le pancréas, le duodénum, l'aorte sont détachés en même temps et disséqués.

Au niveau de la tête pancréatique, nombreux ganglions lymphatiques hypertrophiés, durs. L'un d'eux, gros comme une noix, siégeant sur l'artère hépatique, est le siège d'une hémorrhagie notable.

Le pancréas dans son ensemble est diminué de volume et d'étendue. La surface blanchâtre est irrégulière, bosselée. La lobulation est devenue plus évidente. Au niveau de la tête, confondue avec le duodenum, existe une tuméfaction grosse comme une olive, dure comme du bois et qui fait penser au premier abord à l'existence d'un calcul. Le pancréas mesure dans son diamètre transversal 15 centimètres et 8 millimètres d'épaisseur à sa partie moyenne. Le corps et la queue de l'organe plus résistants, fibreux, ne donnent pas la sensation ligneuse. La néoplasie n'a pas dépassé la sphère pancréatique. La coupe, au niveau de la tête, fait tomber sur une masse blanchâtre, ferme, en aucun point ramollie, sans cavité kystique. Les canaux principal et accessoire sont dilatés, oblitérés à leur embouchure. Le corps et la queue de l'organe n'ont plus la même apparence. Le canal de Wirsung, gros comme une plume d'oie, renferme un liquide lactescent. Tout autour le parenchyme est sclérosé. Les lobules pancréatiques font une saillie manifeste. La muqueuse duodénale est saine. Le canal cholédoque est libre. La veine porte est également libre. Les ganglions semi-lunaires sont atrophiés d'une façon manifeste, mesurent à peine quelques millimètres dans tous leurs diamètres, mais sont mous, non altérés en apparence. Sur toutes les branches du plexus solaire sont disséminés des ganglions lymphatiques hypertrophiés, mais non adhérents. Les capsules surrénales sont d'aspect normal.

Histologie. — Les coupes pratiquées au niveau de la tête du pancréas, où siège la néoplasie, montrent l'existence d'un stroma conjonctif circonscrivant des alvéoles de forme extrêmement variable, renfermant des cellules. Celles-ci sont disposées en amas, volumineuses, à contour net, mais irrégulier, à protoplasma abondant, transparent, granuleux; elles renferment un noyau volumineux qui se colore parfaitement. Quant au stroma, il est formé de fibrilles conjonctives parallèles entre lesquelles existent en très grande abondance des cellules embryonnaires.

Au niveau du corps et de la queue de l'organe, les travées conjonctives interacineuses normales ont subi un épaississement considérable. Les acini pancréatiques sont comprimés dans cette trame et diminués de volume. Leurs cellules se colorent mal, beaucoup ont subi la dégénérescence graisseuse totale (le pancréas a été recueilli vingt-quatre heures après la mort).

Observation V[1].

Vaste épithéliome de la tête du pancréas. — Compression des voies biliaires. — Ictère chronique. — Glycosurie temporaire (sept mois de durée). — Mort survenue vingt-trois mois après le début de la maladie.

Le 16 décembre 1889, entre à l'hôpital Saint-Antoine dans le service de M. Tapret, salle Lorain, n° 13, une malade, veuve T..., âgée de 69 ans, laitière.

Pas d'*antécédents héréditaires* notables (pas de tare arthritique). Aucune névrose.

Antécédents personnels. — A passé la plus grande partie de son existence à la campagne sans faire aucune maladie.

Après avoir subi quelques vicissitudes, elle est venue s'installer à Paris depuis une douzaine d'années, faisant le métier de laitière sous une porte cochère. En 1885, elle fait une pneumonie qui la tient au lit pendant trois à quatre semaines. Depuis lors, dit-elle, elle ne s'est jamais bien portée, étant sujette à des cauchemars, à

1. Communiquée par notre excellent collègue et ami Macaigne.

des pituites le matin, des vomissements alimentaires dans la journée avec sensation de pesanteur à l'épigastre; et souvent elle est prise de diarrhée. En même temps, elle remarque que ses urines ont augmenté de quantité (elle se lève plusieurs fois la nuit), laissent chaque jour déposer sur les parois du vase un sédiment rouge; elle perd l'appétit, maigrit. Elle a toujours soif, mais n'absorbe par jour que 3 ou 4 litres de liquide.

Elle souffre parfois d'une pesanteur dans l'hypochondre droit avec irradiations douloureuses dans l'épaule droite. En novembre 1888, elle fait une chute dans un escalier et se casse le bras droit. Pendant son séjour en chirurgie apparaît un ictère pour lequel, aussitôt après la guérison de son bras, on la fait entrer dans le service de M. Tapret où elle fait un séjour de six mois.

On constate à plusieurs reprises l'existence d'une glycosurie notable (35 à 50 gr. de sucre par litre, avec 5 à 6 litres d'urine), une tuméfaction du foie avec bosselure vers l'ombilic, un ictère chronique; aussi M. Tapret porte-t-il le diagnostic d'épithéliome probable de la tête du pancréas comprimant les voies biliaires.

L'état général reste néanmoins assez bon pour que la malade puisse quitter l'hôpital au mois de mai 1889.

Pendant tout ce premier séjour, des analyses répétées montrent la constance de la glycosurie avec polyurie légère sans polyphagie. — L'ictère s'accentuant de plus en plus, la perte d'appétit, la faiblesse augmentant, la malade entre de nouveau à l'hôpital le 16 décembre 1889.

L'examen pratiqué à cette date fait constater les phénomènes suivants : la malade présente un ictère foncé, qui, dit-elle, n'a fait que s'accentuer depuis son apparition. Les démangeaisons l'empêchent de dormir. — Elle se plaint d'une grande faiblesse, et de douleurs dans les membres inférieurs, surtout au niveau des aines et des fosses iliaques.

L'appétit est presque nul; la malade a le dégoût de la viande. Elle n'a pas de vomissements. Les selles sont grises, argileuses.

L'exploration du foie montre qne cet organe est augmenté de volume. Son lobe droit descend de trois à quatre travers de doigt au-dessous du rebord costal et on sent très nettement son bord tranchant, sans la moindre bosselure. Mais, à partir de l'encoche, le bord du foie perd sa netteté, et on perçoit, en le suivant vers l'épigastre, une bosselure au delà de laquelle on détermine mal la direction du lobe gauche.

La rate est augmentée de volume.

Le cœur, régulier, fait entendre un souffle systolique à la pointe.

Les poumons n'ont rien, quoique la malade dise tousser et cracher beaucoup.

L'urine ne renferme plus *de sucre;* elle n'est pas albumineuse, mais contient des pigments biliaires en grande quantité.

Du côté de ses membres inférieurs on ne trouve pas la cause des douleurs qu'elle accuse ; mais on constate que les ganglions de l'aine sont un peu augmentés de volume et douloureux à la pression.

Pas de ganglions sus-claviculaires appréciables.

Pendant le mois d'avril, la malade présente un accès de fièvre qui ne se renouvelle pas, mais à la suite duquel l'hypochondre droit reste douloureux à la pression.

Du 20 au 22 mai se produit une poussée fébrile analogue, avec une légère congestion pulmonaire à la base gauche.

Le 24 juin, accès de fièvre qui se répète le lendemain, et la température met plusieurs jours avant de descendre à la normale. Cependant : nausées, langue saburrale, urines sédimenteuses et contenant une quantité notable d'albumine qui disparaît le 28 juin. A la suite de ces poussées fébriles, l'ictère paraît s'être accentué.

Jusqu'au mois d'octobre la malade reste dans le même état, maigrissant très peu, mais devenant de plus en plus faible. Autant que sa faiblesse, la douleur des jambes la maintient constamment au lit.

Le 7 octobre éclate une nouvelle poussée fébrile; pendant cinq jours consécutifs la température atteint 40°, s'abaissant à 39° le matin; puis elle reste à 39° pendant trois jours, et enfin retombe à 37° en l'espace de quatre jours. A la suite de cette période de fièvre, la malade reste épuisée et en proie à un subdélire presque constant.

Le 21 novembre la fièvre réapparaît et emporte la malade en quatre jours.

Pendant la durée de ce second séjour de la malade, l'urine plusieurs fois examinée n'a jamais contenu de sucre.

L'évolution de la maladie, suivie à l'hôpital, peut ainsi se décomposer en deux phases : l'une glycosurique qui dure sept mois au moins, l'autre cachectique, non glycosurique, qui persiste pendant onze mois.

AUTOPSIE. — *Cancer de la tête du pancréas. — Cirrhose hypertrophique biliaire.* — A l'ouverture de l'abdomen on voit, sous le bord du lobe gauche du foie, une tumeur mamelonnée présentant l'aspect d'un carcinome. Le bord du foie, à ce niveau, présente une échancrure dans laquelle se loge la tumeur, de telle façon que la surface de la tumeur et la surface du foie sont sur un même plan; le doigt passe de l'une à l'autre sans sentir d'interruption appréciable. — Cette tumeur, bosselée, grosse comme la tête d'un fœtus à terme, s'est développée aux dépens de la tête du pancréas et a détruit la moitié environ de la glande dont le reste paraît absolument sain. A l'œil nu, la transition de la partie saine à la partie malade paraît nette.

Sur une coupe, cette tumeur est très dure, formée de gros noyaux arrondis. A son centre, plusieurs noyaux gros comme une noix sont ramollis et forment des cavités contenant une bouillie grisâtre.

L'estomac adhère, par sa face externe, à la tumeur sur une petite étendue. La muqueuse est intacte.

Les ganglions du bord supérieur du pancréas sont tous hypertrophiés et durs, comprimant manifestement les rameaux nerveux voisins.

Le foie est gros; il pèse 1670 gr. Sa surface et les coupes faites immédiatement, présentent absolument l'aspect de la cirrhose biliaire. On ne retrouve dans le foie ni trace d'angiocholite, ni nodule cancéreux.

Le canal cholédoque, enclavé dans la tumeur, est complètement oblitéré.

La rate pèse 500 gr.; elle est ferme.

Le cœur pèse 180 gr.

Un peu de congestion pulmonaire.

Observation VI[1].

Diabète pancréatique. — Début brusque. — Pneumonie due à une contagion. — Atrophie graisseuse du pancréas.

V..., Jean, âgé de 32 ans, né dans la Corrèze, domestique, entre à l'Hôtel-Dieu, le 1er octobre 1887, salle Saint-Thomas, n° 9, service de M. le professeur Proust.

Père et mère encore vivants et en bonne santé. Sa mère cependant présenterait un léger degré de rhumatisme chronique.

Une sœur bien portante. Aucune trace d'hérédité névropathique. Lui-même n'a jamais été malade jusqu'à 27 ans, sauf quelques migraines étant jeune.

Il y a cinq ans, sans cause appréciable, sa santé s'est brusquement modifiée, il ressentait une faiblesse générale qui augmentait de jour en jour, et qui lui semblait d'autant plus inexplicable que son appétit était plus vif et qu'il mangeait davantage. Il ne cessait pas de travailler, mais ne faisait son ouvrage qu'au prix d'une fatigue con-

1. Communiquée par notre excellent ami M. Julien Besançon.

tinue. L'exagération de la soif ne fut remarquée par le malade que deux à trois mois après le début de sa maladie. Depuis ce temps, il boit environ 4 à 5 litres d'eau sucrée par jour (3 morceaux de sucre par verre). Il n'est arrêté dans son travail que depuis dix jours par le fait d'une diarrhée, et il entre à l'hôpital pour la première fois; jamais jusqu'à ce jour il n'a été soigné.

Son appétit a encore augmenté depuis un mois.

Nous précisons : pas de syphilis; pas de traumatisme crânien ou périphérique; pas d'émotions vives ayant marqué le début de la maladie; jamais de coliques épigastriques.

État actuel. — 1er octobre 1887. — Homme petit, faiblement constitués. Poil roux, rares au pubis, absents sur tout le corps. Peau très sèche, écailleuse aux jambes. Muscles émaciés. Myœdème très prononcé. Le thorax est recouvert de larges plaques de pytiriasis versicolor.

Le malade se plaint uniquement de faiblesse générale, d'étourdissements et de vertiges. Son sommeil est agité par des rêves qui n'ont pas le caractère de rêves effrayants; il a de l'insomnie habituelle. Soif vive, appétit modéré.

La bouche est amère, la langue lisse, rouge et vernissée. Pas de gingivite; les dents ne sont pas tombées. L'haleine a une odeur très nette de pomme de reinette. Le ventre est développé; les parois abdominales, laches et molles, sont le siège de dilatations veineuses sous-ombilicales. Diarrhée jaune; les selles ne paraissent pas avoir le caractère huileux.

Pas de ptyalisme.

Foie de dimensions normales.

Rien au *cœur* ni aux *poumons*. Artères souples.

Réflexes plantaire et rotulien abolis.

Les fonctions génitales, normales antérieurement, sont complètement abolies depuis le début de la maladie. Pas de démangeaisons à la verge. Rien à l'anus ni aux organes génitaux.

Urines : densité 1 029, décolorées, mousseuses. Pas d'albumine. Réaction très vive à la liqueur de Fehling; coloration vin de Bordeaux par le perchlorure de fer dilué.

Traitement. — Régime des diabétiques, macération de quinquina 6 grammes de bromure.

Les jours qui suivent l'entrée du malade, ses urines montent à 8 et 10 litres. Le malade attribue avec vraisemblance cette augmentation à ce qu'il mange une grande quantité de pommes de terre.

Pas de changement appréciable jusqu'au 2 novembre.

Le malade est couché dans une petite salle de huit lits, isolé du reste du service par un couloir et deux portes. Dans cette petite salle, il n'y a pas eu de pneumonique depuis le mois de juillet.

Le 29 octobre entre un malade, âgé de 70 ans, au sixième jour d'une pneumonie du sommet gauche. État général grave. Temp. 39°2. On le couche au n° 8, dans le lit voisin de celui du diabétique. Contrairement au pronostic porté, il guérit et fait une défervescence en lysis qui est complète au 2 novembre.

Les 1er et 2 novembre, on s'aperçoit que le bocal du diabétique, qui rendait auparavant 6 à 7 litres d'urine, est vide. Le malade ne paraît pas plus abattu que d'ordinaire, ne se plaint pas, ne tousse ni ne crache, mais ne mange pas et ne se lève pas. La température est à 37°8. Souffle et crépitation à la base droite.

Le 3 novembre, temp. 37°8 le matin, 37°6 le soir. Il répond aux questions lentement, comme d'habitude, ne se plaint pas. Meurt dans la nuit.

Autopsie. — Pneumonie de la base avec taches grises et plaques hémorragiques. Rien aux sommets, ni tuberculose, ni gangrène.

Cœur pâle et mou, volume normal. Cavités un peu dilatées. Artères saines.

Foie gras, cireux, légèrement hypertrophié.

Pancréas petit (50 gr.), gras. Pas de lésions en foyers appréciables. Pas de calcul. Canal de Wirsung absolument libre. Les nerfs du plexus solaire ont l'apparence normale.

Reins volumineux. La substance corticale est le siège d'une dégradation graisseuse.

Rate, petite, molle.

Pneumogastriques, moelle, bulbe, cerveau, normaux.

Dans une autopsie de diabète pancréatique faite la même année, M. Besançon a constaté une hypertrophie énorme des ganglions semi-lunaires coexistant avec une atrophie du pancréas.

Observation VII.

Diabète pancréatique. — Début subit.

H..., 37 ans, employé de commerce, est vu, le 15 juillet 1891, par nous, à la consultation externe de l'Hôtel-Dieu.

Les antécédents héréditaires et personnels ne traduisent aucune tare herpétique, les père et mère n'étant, en effet, ni rhumatisants ni glycosuriques.

Quant à lui, il n'a eu ni migraines ni épistaxis dans sa jeunesse. Il n'a aujourd'hui ni dilatations veineuses, ni artério-sclérose. Incontinence nocturne d'urine jusqu'à l'âge de 4 ans. Ni syphilis, ni impaludisme, ni traumatisme.

En excellente santé jusqu'en décembre 1890, il éprouve à cette époque une violente émotion (il perd la situation qu'il avait eu peine à obtenir et le peu d'argent qu'il possédait). Avant (il est très affirmatif à cet égard) il ne présentait aucun trouble digestif. Quelques jours après cette commotion morale, il remarque avec étonnement que son appétit a plus que triplé, qu'il a sans cesse soif et qu'il urine beaucoup. En même temps, et tout à coup, les forces, les facultés intellectuelles, l'appétit génésique diminuent.

En février 1891, il est incapable de tout travail, l'impuissance est complète.

Plusieurs analyses d'urines ont donné les résultats suivants : la quantité a varié de 7 à 10 litres, la quantité de sucre de 500 à 750 gr., celle de l'urée de 70 à 85 gr. pour vingt-quatre heures.

Le malade, non obèse, a perdu, en quelques mois, plus de trente livres : aussi présente-t-il aujourd'hui un état squelettique. Toute la graisse, les masses musculaires ont fondu. Il pèse, le 15 juillet 1891, 92 livres. Myœdème très accusé. Abolition des réflexes patellaires. La digestion est bonne (pas de coliques, pas de diarrhée). Selles régulières. Gencives ramollies, dents cariées. Cœur, foie, normaux.

Tuberculose du sommet droit et en arrière (infiltration).

L'analyse des urines faite le 15 juillet donne : quantité 7 litres; sucre 82 gr. et urée 67 gr. par litre.

Nous avons revu deux fois le malade (15 août et 10 septembre) : il n'y avait aucune modification dans son état.

Observation VIII.

Diabète pancréatique. — Début brusque.

En août 1891, entre à l'Hôtel-Dieu un camionneur de 46 ans, Hubert B...

Sa mère est morte folle. Son père était rhumatisant, arthritique. Lui-même est chauve depuis l'âge de 30 ans. Il n'a jamais eu d'accidents nerveux.

Jusqu'au 22 février 1891, santé parfaite. Ce jour-là, sans cause déterminée, est pris subitement de polyurie, polyphagie, polydipsie.

Le lendemain 23, il se sent faible au point de ne pouvoir se lever; il ne va pas à son travail, et depuis lors il n'a plus travaillé. L'abattement, la perte des forces, des facultés génésiques, sont croissants.

Depuis le début jusqu'à l'entrée de l'hôpital, la quantité d'urine oscilla entre 10 et 18 litres. L'analyse, faite par un pharmacien de la Ville, révéla 600 gr. de sucre dans les 24 heures.

B..... est examiné le 29 août, lendemain de son entrée. L'intelligence est normale; la tête bien conformée; la mémoire conservée; la vue et l'ouïe très bonnes.

Les réflexes rotuliens sont abolis. Myœdème très net. La force musculaire, mesurée au dynamomètre, est de 23 kil. à droite, 19 à gauche.

Le cœur est un peu hypertrophié. Second bruit claqué; artères radiales dures; temporales saillantes.

Poids : 132 livres.

Dans les 24 heures de son séjour à l'hôpital, le malade urine 12 litres : densité 1 029, sucre 653 gr. et urée 95 gr. par 24 heures.

Dans l'espace de quatre jours, la quantité d'urine monte à 16 litres. Une nouvelle analyse faite le 1er septembre donne les résultats suivants: quantité : 16 litres, densité 1 020; sucre 1 066 gr. et urée 160 gr. par 24 heures.

Le 2 septembre, la quantité d'urine tombe brusquement à 7 litres; la densité est de 1 023.

L'affaiblissement, la courbature augmentent; il y a du délire nocturne, des vomissements bilieux, de la céphalée frontale, des douleurs à la pression dans les masses musculaires; le malade exhale l'odeur de chloroforme.

Cette crise d'acétonurie se calme d'elle-même après deux jours, une diarrhée abondante s'étant produite spontanément.

Depuis lors, la quantité d'urine est remontée à 14 litres. Le malade est d'une faiblesse extrême.

5 *janvier* 1892, le malade est encore en observation.

Pas de modifications.

Observation IX.

Diabète nerveux. — Antécédents héréditaires névropathiques.

B.., Ferdinand, âgé de 39 ans, cuiseur de pains à cacheter, né à la Ferté-Gaucher (Seine-et-Marne), entre le 16 juillet 1891, salle Saint-Denis, lit n° 29, dans le service de M. Lancereaux.

Les *antécédents héréditaires* sont des plus remarquables au point de vue névropathique. Il a, comme on va le voir, toute une parenté d'aliénés.

Son père, homme extrêmement nerveux, emporté, grand buveur d'alcool, se pend à l'âge de 71 ans. Sa mère, faible d'esprit, rhumatisante, meurt d'hydropisie à 67 ans. De ses trois frères, un fuit la maison paternelle à 15 ans, le deuxième devient fou et meurt dans un asile d'aliénés, le troisième se pend à l'âge de 32 ans. De ses deux sœurs, l'une est très intelligente; la deuxième, dans la convalescence d'une fièvre typhoïde, comme cela était arrivé pour un de ses frères, devint folle. Enfin, une cousine du côté maternel, à la suite d'une grande joie (gain d'un lot), est aussi frappée par la folie.

Les antécédents personnels de B... n'offrent pas moins d'intérêt. Étant jeune, il a de l'incontinence nocturne d'urine, de la polyurie. Son intelligence est faible, et ce n'est que difficilement qu'il apprend à lire. Marié, il a 3 enfants, tous bien portants.

Il est presque impossible de déterminer avec précision le début de ce diabète. Le malade se rappelle seulement qu'il y a quatre ans (en 1888), étant à la moisson, il était, à chaque instant, obligé de boire et d'uriner. Ces phénomènes, à l'occasion d'une pneumonie, s'accusent et forcent le malade à recourir aux conseils d'un médecin, qui met en évidence la glycosurie. Les phénomènes de dénutrition s'accusent. Une paraplégie précédée de douleurs fulgurantes survient; il est adressé alors (4 décembre 1889) à M. le professeur Charcot. L'observation du malade, pendant son séjour à la Salpêtrière, a été publiée, en mai 1890, dans les *Archives de Neurologie*. Elle relate une paraplégie avec des phénomènes diabétiques très accusés (glycose 1 kil. 35, urée 100 à 191 gr.). Il sort le 18 mars 1890, très amélioré. Tous les phénomènes : paraplégie, glycosurie (343 gr.), azoturie (90 gr.), étaient en décroissance.

Pendant son séjour à la Pitié (juillet à octobre 1890), dans le service de M. Audhoui, nous avons pu, grâce à l'obligeance de notre ami M. Bergé, suivre ce malade. Les membres inférieurs sont extrêmement faibles; la glycosurie, l'azoturie, la polyurie sont revenues à leur taux du début. Il passe ensuite successivement dans les services de M. le professeur Jaccoud et de M. Panas, où on constate la cataracte double. Partout les phénomènes diabétiques sont mis en évidence.

État actuel. — B... est un homme petit, à facies ridé, vieillot. Sa tête est petite, déformée, aplatie de chaque côté; le front est bas, la mâchoire inférieure est proéminente. Les oreilles, larges, sont détachées et présentent non seulement un lobule de Dornin très accusé, mais une adhérence de tout le lobule. Les pieds sont plats. La peau est sèche, rugueuse. La nuit, elle est le siège de pesanteur, de brûlures tellement vives qu'il est obligé de coucher nu. La marche est aujourd'hui encore difficile. L'intelligence est amoindrie; la mémoire est pénible. Facultés génésiques et réflexes plantaires abolis. Artères temporales et radiales sclérosées.

Le malade pèse 51 kil., urine environ 14 litres d'urine, et élimine environ de 900 à 1 100 gr. de sucre, avec 200 à 250 gr. d'urée par 24 heures. Les digestions sont bonnes. Débâcles diarrhéiques rares. Selles horriblement fétides.

Le début, les énormes quantités d'azote et de glycose éliminés en font un diabète pancréatique. L'hérédité, les phénomènes nerveux si curieux présentés par le malade, la longue durée, fait pencher, au contraire, le diagnostic vers un diabète d'origine nerveux.

5 *janvier* 1892, encore en observation.

Observation X.

Diabète pancréatique. — Début rapide. — Glycosurie. — Azoturie.

Par..., Octave, 35 ans, bûcheron, entre, le 3 mai 1891, dans le service de notre maître M. Lancereaux, à l'Hôtel-Dieu, salle Saint-Denis, n° 3.

Antécédents héréditaires et personnels, nuls.

Jusqu'en 1888, santé excellente. P... était un homme de haute stature, extrêmement robuste, aux membres athlétiques, occupé toute la journée à abattre, transporter, scier des arbres dans les forêts d'Algérie. Il n'a jamais été obèse. Ni syphilis, ni paludisme.

Le 3 octobre 1888, il reçoit dans la matinée une lettre de comparution devant un juge d'instruction (il s'agissait d'une succession à laquelle il était intéressé ainsi que son père). Toute la journée son excitation est extrême, son cœur bat violemment, il ne peut manger. Le soir, il est pris presque subitement d'une soif inextinguible, de fièvre. Dans la nuit, il aurait absorbé plus de 15 litres d'eau. Pendant les quatre premiers jours, la polydipsie seule existe. Il a du dégoût pour les aliments; puis peu à peu l'appétit revient, dépasse la normale et force le malade, d'une intelligence et d'une précision remarquables, à manger toute la journée.

Ce malade nous a été adressé par notre excellent ami Macaigne.

Dans les mois qui suivent, il ne cesse d'être tourmenté par cette affaire, cause occasionnelle des symptômes qu'il présente. Il mange beaucoup, boit sans cesse.

D'abord aussi vigoureux qu'auparavant, il remarque peu à peu qu'il se fatigue vite, est incapable de soulever les pièces de bois que jadis il soulevait avec tant d'aisance. Lui, le plus actif, le plus fort dans le chantier, il est bientôt obligé d'abandonner son métier de bûcheron et de faire le métier moins fatigant de courtier.

L'amaigrissement, la diminution des forces physiques et génitales s'accusent. L'intelligence et la mémoire restent intactes.

Durant toute l'année 1889, mêmes symptômes (polyphagie, polyurie (10 à 15 litres), polydipsie, amaigrissement et perte des forces). De 97 kil. (il n'a jamais été adipeux, mais avait des masses musculaires énormes), il tombe à 70 kil.

En février 1890, une analyse des urines est faite, et on trouve 138 gr. de sucre et 10 gr. d'urée par litre; il urinait 14 litres d'urine, ce qui fait 1 932 gr. de glycose et 110 grammes d'urée éliminées par 24 heures.

A partir de ce moment, il consulte un grand nombre de médecins, qui le soumettent aux régimes les plus disparates, les plus contradictoires; le résultat reste le même : la glycosurie et l'azoturie sont toujours énormes. Toutes les analyses accusent de 1 000 à 1 500 gr. de sucre et 120 à 190 gr. d'urée perdus dans les 24 heures.

L'amaigrissement, compensé par une forte alimentation carnée, ne fit pas de progrès.

Le 3 mai 1891, voici ce que nous constatons : P... est amaigri; toute la graisse a disparu. La peau, sèche, rugueuse, est trop large; elle a perdu son élasticité.

Les masses musculaires sont flasques, molles; elles ont fondu en grande partie. Au dynamomètre, la main droite donne 45 kil., la main gauche 43 kil. Il pèse 143 livres.

Perte des réflexes rotuliens. Les autres réflexes crémasterien, abdominal, triceps brachial, sont diminués. Myœdème, extrémités froides. Pas d'œdème des membres inférieurs. Ouïe, vue, mémoire, affaiblies. Pas de modification de la sensibilité cutanée. Gencives ramollies, dents cariées, plusieurs sont tombées.

Les urines, pendant les deux mois qu'il est resté dans le service, ont donné les résultats suivants : quantité 7 à 8 litres, densité 1 035 à 1039, glycose 70 à 88 gr., urée 6 à 7 gr. par litre. En résumé, le malade a perdu chaque jour (les analyses ont été faites chaque jour) de 528 à 577 gr. de sucre et 49 à 56 gr. d'urée.

Malgré l'administration du bromure de potassium et d'antipyrine à haute dose, avec une alimentation ordinaire, nous n'avons vu survenir aucune modification dans la quantité de glycose et d'urée excrétées.

La lecture de cette observation montre les difficultés que le clinicien peut éprouver en face de ces formes morbides. Ce diabète est-il pancréatique? est-il nerveux? L'*autopsie seule* pouvait trancher la difficulté, car nous ne connaissons aucun signe qui, au lit du malade, eût permis la différenciation.

Observation XI.

Diabète maigre, nerveux, traumatique (?), à début brusque.

D..., Antoine, âgé de 16 ans, entre, le 21 février 1891, à l'Hôtel-Dieu, salle Saint-Denis, n° 4, dans le service de M. Lancereaux.

A plusieurs reprises, il a été soigné par notre excellent maître à l'hôpital de la Pitié en 1889 et 1890.

Antécédents morbides héréditaires et personnels nuls. Intelligence peu développée.

En mars 1889, il fit, en tombant d'un trapèze, une chute sur les fesses. Six jours après, survient de la polyurie, de la polydipsie et de la polyphagie accompagnées de *douleurs abdominales* intenses qui le orcent à garder la position couchée. Quatre mois après, les phénomènes de polydipsie, de polyphagie ne cessant pas, il vient à l'hôpital. Pendant les deux mois qu'il reste salle Piorry, n° 48, la symptomatologie ne varie pas. La quantité de sucre excrétée à ce moment a été chaque jour de 600 à 750 gr., avec 50 et 60 gr. d'urée. Malgré le dépérissement marqué du petit malade, les joues restent colorées, la gaîté vive.

Le 2 septembre 1890, il revient nous voir. Le dépérissement n'a pas fait de progrès (poids 34 kil.). Les réflexes rotuliens sont conservés ; pas de myœdème. Les membres sont amaigris, le ventre dilaté. Les sensibilités générale et spéciale sont intactes. Céphalée intermittente. La quantité de sucre (700 gr.), d'urée (50 gr.), ne variait pas. Le 23 décembre, il quitte le service.

Lorsque nous le revoyons pour la troisième fois, le 21 février 1891, aucun changement n'était survenu dans son état. Les phénomènes fondamentaux persistent, et, malgré ses énormes déperditions en sucre et urée, l'enfant conserve une gaîté, une vivacité, une apparence qui frappent l'observateur.

Ce tableau symptomatique *rappelle en tous points* le diabète pancréatique. L'évolution seule ne justifie pas une telle étiquette.

Observation XII.

Diabète azoturique. — Crises de vomissements coïncidant avec une diminution très notable de la quantité d'urine.

Le 19 mai 1891, entre à l'Hôtel-Dieu, salle Saint-Denis, n° 2, dans le service de M. Lancereaux, le nommé P.., Anatole, menuisier, âgé de 24 ans.

Antécédents héréditaires. — Parents rhumatisants. Son grand-père paternel est mort fou ; ses cinq frères sont bien portants et intelligents.

Antécédents personnels. — Ce jeune homme n'a jamais eu d'attaques de nerfs, et ne présente aucun signe névropathique. Pas d'incontinence nocturne d'urine étant enfant. A eu des fièvres intermittentes à l'âge de cinq ans ; plus tard, au moment de la puberté, il fut sujet aux épistaxis et aux migraines. A été réformé au conseil de révision pour faiblesse de constitution et hypertrophie du cœur.

Au mois de février de cette année, contracte la fièvre typhoïde. Le 15 mars, pendant la convalescence, la polyurie se montre ; la polydipsie se développe parallèlement, mais jamais il n'y eut de polyphagie. Il n'y avait eu aucun accident dans le cours de la fièvre typhoïde. Le malade ne se levait pas auparavant la nuit pour uriner. On ne trouve rien à noter comme émotion morale ou traumatisme. La quantité d'urine rendue dans les vingt-quatre heures fut d'abord de cinq à six litres ; depuis lors elle n'a fait qu'augmenter, et lors de l'entrée du malade à l'hôpital atteignait quatorze litres. Néanmoins, à diverses reprises, P... a vu ses urines diminuer tout à coup, du jour au lendemain, d'environ deux litres. Cette diminution correspondait à une aggravation des maux de tête qu'il n'a cessé d'éprouver depuis sa fièvre typhoïde ; ces douleurs sont superficielles, occupent la partie postérieure de la tête, l'occiput et durent nuit et jour.

Le malade s'est affaibli depuis le début de la polyurie ; il pesait 134 livres au mois d'avril ; le jour de son entrée, il ne pèse plus que 122 livres.

20 *mai.* — *État actuel.* — L'intelligence est normale. Le teint est bon ; le malade est gai. Le cœur est un peu hypertrophié, avec battements sourds ; 72 pulsations à la minute ; la tension artérielle mesurée au sphygmo-manomètre sur la radiale gauche, est de 19 centimètres de mercure. La rate, le foie n'ont rien ; l'appétit est faible, mais pas d'autres troubles digestifs. La quantité d'urine est de quatorze litres ; la densité de 1 004. Pas la moindre trace d'albumine ou de glucose.

Depuis le 20 mai jusqu'au 8 juin, la quantité d'urine monte progressivement à 22 litres.

La densité oscille entre 1 001 et 1 005. Le bromure de potassium administré depuis le jour de l'entrée, d'abord à la dose de 3 gr., puis de 6 gr., est remplacé le 8 juin par 6 gr. d'extrait de valériane. La quantité d'urine diminue, et le 4 juillet elle n'est plus que de 12 litres. La densité est toujours de 1 002 ou 1 003. L'extrait de valériane est porté successivement de 6 gr. jusqu'à 25 gr. ; son influence n'est que passagère.

Différentes analyses d'urée faites au mois de juillet et d'août révèlent comme maximum 76 gr. d'urée, et comme minimum, 20 gr. par vingt-quatre heures.

A partir du 12 août, le malade fut pris à différentes reprises de vomissements survenant sans cause appréciable, et, chaque fois, la quantité d'urine, comprise entre 16 et 22 litres, baissait dans les vingt-quatre heures suivantes, d'autant plus que les vomissements étaient plus abondants. Ces vomissements s'accompagnaient d'une recrudescence des douleurs occipitales; dans les premiers temps, ils furent purement aqueux, puis alimentaires et bilieux; ils survenaient une ou deux fois par semaine. La quantité variait entre un litre et quatre litres.

Nous avons fait, cette année, trois autopsies de diabète constitutionnel; dans les trois cas, le pancréas examiné a été trouvé parfaitement sain, le plexus non altéré.

Première observation. — C..., Thérèse, cuisinière, 69 ans. Entrée le 30 janvier 1891, salle Sainte-Martine, et décédée le 21 avril. Emphysème et dilatation du cœur droit. Pancréas et système solaire sains.

Deuxième observation. — G..., Auguste, 58 ans, déménageur, entré salle Saint-Denis le 21 juillet 1890, mort le 12 novembre 1891. Artério-sclérose. Mort avec phénomènes d'urémie. Pancréas sain. Ganglions semi-lunaires non hypertrophiés.

Troisième observation. — H..., Clémentine, 60 ans, entrée salle Sainte-Martine, n° 6, le 15 septembre 1891, morte le 19 décembre 1891. Pneumonie droite. Pancréas et ganglions semi-lunaires normaux.

TABLE DES MATIÈRES

Paris. — Typ. Chamerot et Renouard, 19, rue des Saints-Pères. — 28374

www.ingramcontent.com/pod-product-compliance
Ingram Content Group UK Ltd.
Pitfield, Milton Keynes, MK11 3LW, UK
UKHW012214240726
13966UKWH00002B/754

9 782012 472020